U0232265

热爱生活
相信未来

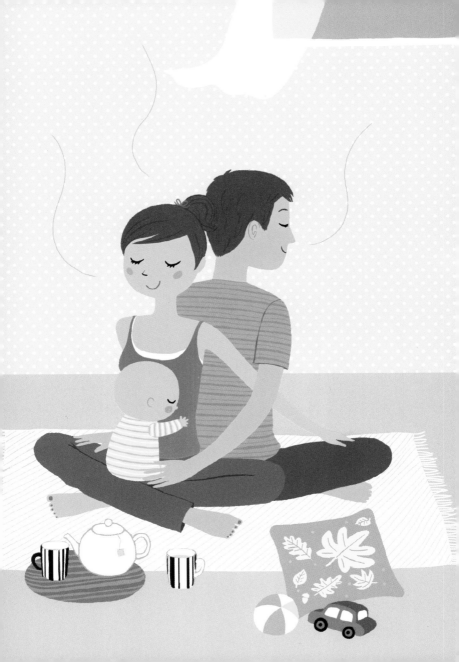

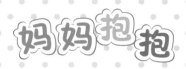

妈妈抱抱

〔法国〕吉尔斯·迪德里希斯
〔法国〕伊莎贝尔·甘贝特·德拉戈　著
韦群　赵玥 译

法国引进

译林出版社

亲子互动（放松法）· 功能索引

亲子互动游戏有趣而简单，有利于宝宝智商与情商的开发。请根据月龄在目录 P.6-P.9 中检索您所需要的内容。

按摩法 · 功能索引

按照按摩各部位所起到的不同作用做的功能索引，方便您根据需求快速选择适合的按摩方法。

页码	部位	作用
新生儿		
54	全身	停止哭闹，进行交流
57	背部	加强外界的交流沟通，并受益一生
59	腿部	促进血液循环，与妈妈建立起良好的关系
61	足底	调整功能絮乱，刺激身体各个部位的生长发育
63	上半身	把儿歌和按摩的乐趣联系起来
65	腹部（用宝宝的膝盖）	缓解结肠疼痛并有利于排便
67	腹部（用妈妈的手）	有助于排便，消除胀气
69	大腿	恢复免疫力，降低压力激素
71	脚趾	有利于平衡能力的发展

73	脚底穴位	恢复睡眠和胃口
75	手臂	增加亲子间的互动，观察是否有听力问题
77	手部	抑制抓握反射，帮助宝宝打开手掌
80	掌心	延长双手张开的时间，产生愉悦的舒适感
82	手背	放松心情，很自然地把手张开
84	掌心穴位	有助于睡眠，加强各个器官的功能，刺激中枢神经
86	前额	增强舒适感
88	太阳穴	安抚情绪，让烦躁的宝宝入睡
90	下巴	拉抻肌肉，放松心情
92	耳垂	获得放松，刺激身体的不同器官
94	头皮	增强脑部血液循环，提高大脑氧气供给，增强记忆，调节大脑皮质，改善焦虑
6月龄+		
126	坐姿背部	享受抚触的快感和学习的乐趣
128	肩部	放松"斜方肌"
130	腿部	培养平衡感
132	足部	促进宝宝健康发育
134	手臂	使肘关节得到完全的伸展

12 月龄 +		
152	肩部、足部	对自己的身体有个整体概念
154	全身	全身得到放松
156	背部	有利于骨骼发展，增强脊椎的灵活性
158	骶骨区域	令宝宝安心，并平静下来
160	背部	能量充沛
164	脊柱	轻微地拉长脊柱，使脊柱放松
166	全身	全身肌肉放松，具有很强的安抚作用
168	臀部	塑造体形
170	小腿肚到大腿上的	活络筋脉
172	大腿	腿部肌肉得到完全的放松
174	腿肚、跟腱	释放压力
176	肩部、足部	有被包覆的感觉
178	肋骨下缘、腹腔神经丛的区域	维持心理情感平衡
180	胳膊	放松肌肉，促进宝宝灵活地做些动作

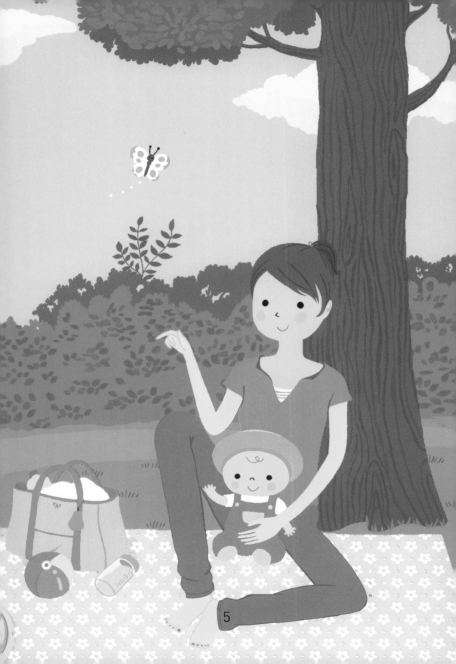

5

目 录

新生儿

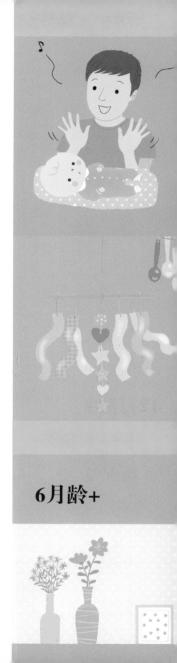

舒适护理

6月龄+

Relaxation　放松

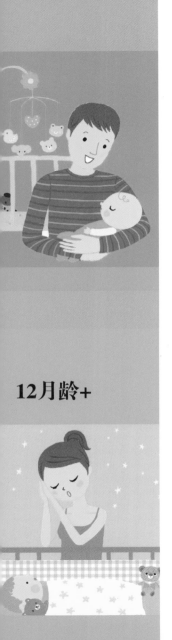

12月龄+

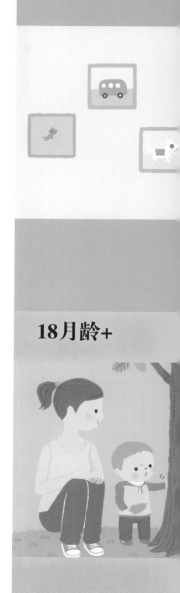

18月龄+

婴儿按摩——安心的抚触

婴儿按摩和儿童按摩一样，极易施行。它不需要任何专业知识。爸爸妈妈只需要按照常识，根据直觉进行，你们很快就会发现宝宝很喜欢这个亲子分享的时刻。

但是，为了让按摩更愉快，一定要遵守以下几条规则。

1. 爸爸妈妈想要给宝宝按摩，宝宝也要愿意接受按摩。

2. 要用手掌进行按摩，手指放松。按摩四肢时，手指轻放在四肢上，但不要紧握。

3. 按摩宝宝的小手、小脚时，要把拇指平放进行按摩，因为要按摩的面积比爸爸妈妈的手掌小得多。

4. 按摩宝宝的手脚时，要左右对称（否则，可能引发暂时的不平衡感，使宝宝烦躁）。

5. 最好使用按摩油，以防皮下发热。尽量选择纯天然生物成分的冷压法按摩霜或按摩油。

本书接下来要介绍的按摩手法只是带领爸爸妈妈入门。

一旦习惯了这些手法，就忘记书中所讲的，听从自己双手的指引。只要遵循常识和直觉的引导，爸爸妈妈就不会弄错，完全可以自由发挥！

祝爸爸妈妈的按摩之旅一帆风顺！

伊莎贝尔·甘贝特·德拉戈

0+

新生儿（0-6个月）

宝宝出生以后，所有母体中的参照标准都改变了。通过肌肤接触和按摩动作跟爸爸妈妈进行交流，可以帮助宝宝适应新环境。轻柔的抚触还有利于宝宝睡眠、减少宝宝哭泣的时间并缓解宝宝的恐惧。

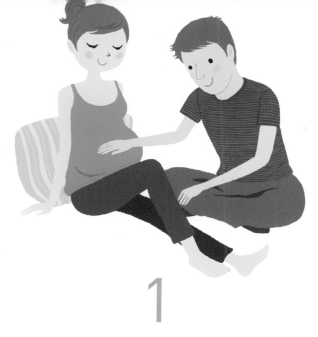

1

宝宝出生之前

妈妈背靠墙壁坐下，爸爸陪在一边。

爸爸双手摩擦至掌心发热，将手置于距离妈妈腹部几厘米处。这时，妈妈能够感受到爸爸掌心的热量缓缓扩散至整个腹部。

爸爸再慢慢把手放到妈妈腹部，轻哼摇篮曲，同时想着宝宝。这样，宝宝和爸爸就有了接触，爸爸妈妈也拥有了关于宝宝的共同记忆。

说明：文中举例的摇篮曲可用国内流行儿歌《宝宝睡着了》替代。歌词详见 P.194。

2

宝宝出生之前唱的"儿歌"

妈妈靠着爸爸，舒展地躺在浴缸或者游泳池里，水温适中。爸爸把手放在妈妈腹部，用掌心轻轻抚摸，从肚脐一直到肚子外侧，同时轻唤宝宝的名字，跟宝宝说话。

在水里，抚摸产生的震动和声音的频率都会扩大，宝宝能够感受到爸爸妈妈和自己同在，从而产生安全感。爸爸可以继续给妈妈按摩肩部、颈部和头部。这样，一家人都得到了放松。

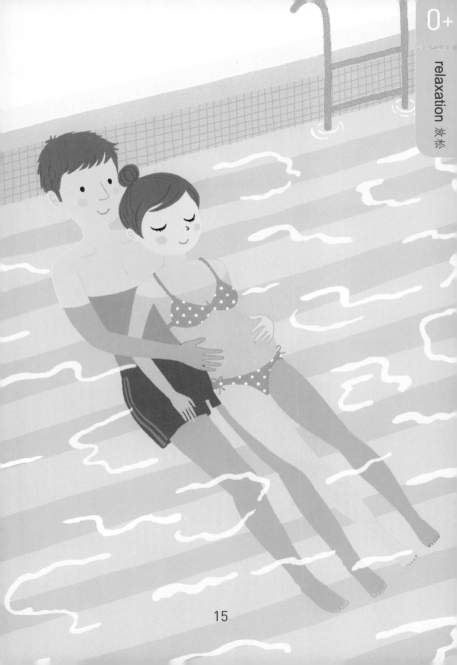

15

3

新生宝宝与妈妈的肌肤接触

妈妈仰卧，不要穿衣服，宝宝也光着身子趴在妈妈的肚子上和妈妈一起睡觉。渐渐地，宝宝的呼吸节奏会和妈妈的一致。

这个姿势能够安抚宝宝，使宝宝感到安心，平静下来。妈妈也可以尝试用腹式呼吸法，吸气、呼气交替产生的腹部起伏能使宝宝入睡。

妈妈还可以一边抚摸宝宝一边轻哼儿歌，或者播放海浪声等令人放松的轻音乐。

腹式呼吸法：腹式呼吸让横膈膜上下移动。由于吸气时横膈膜会下降，把脏器挤到下方，因此肚子会膨胀，而非胸部膨胀。为此，吐气时横膈膜将会比平常上升，因而可以进行深度呼吸，吐出较多停滞在肺底部的二氧化碳。

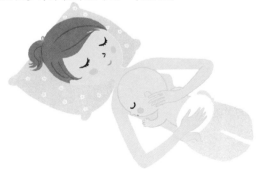

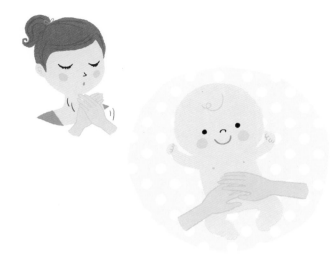

4

掌心的热量

妈妈把掌心搓热，一只手置于宝宝额上，另一只手置于宝宝脐下。

片刻之后，一只手移至宝宝胸部中央，另一只手移至胸骨和肚脐之间。

妈妈掌心释放出的热量会作用于这些区域，和妈妈的肌肤接触也能使宝宝放松。

5

摇啊摇，摇到外婆桥

把宝宝抱在怀里，一边摇哄一边轻哼儿歌《水上的小船》；一开始保持节奏不变，然后渐渐放慢，同时换成另一首儿歌《水里的小鱼》；最后，摇哄几近停止，儿歌也换成《妈妈，看，小船！》。

这种渐缓的摇哄有助于宝宝平静入睡。宝宝睡着以后，还可以继续摇哄一会儿，以便宝宝睡稳。来自于妈妈的摇哄能使宝宝安心、放松。

说明：文中举例的国外儿歌可用国内流行儿歌《月亮伴我入梦乡》《宝宝睡觉觉》《摇篮曲》依次替代。歌词详见 P.194。

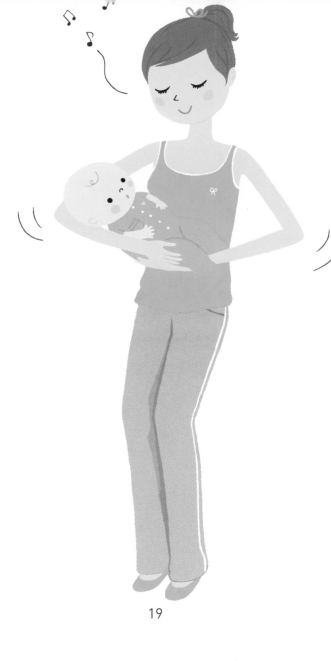

6

宝宝的"水仙女"

夏天到了，要时刻保持凉爽，宝宝才不会感到烦躁。这时，妈妈就需要随身携带一块柔软湿润的毛巾，我们把它叫作宝宝的"水仙女"。

从宝宝的小脸蛋开始，一点一点擦拭，嘴唇、额头、太阳穴、脸部周围、其他关节（如脚踝、膝盖、手腕、肘部等），还可以摊开宝宝的手心、在宝宝的脚底轻轻擦拭。

宝宝一出生就可以开始使用"水仙女"，尤其在城市里出行时，经常需要用到。灵巧地召唤"水仙女"可以极大地安抚宝宝的情绪。

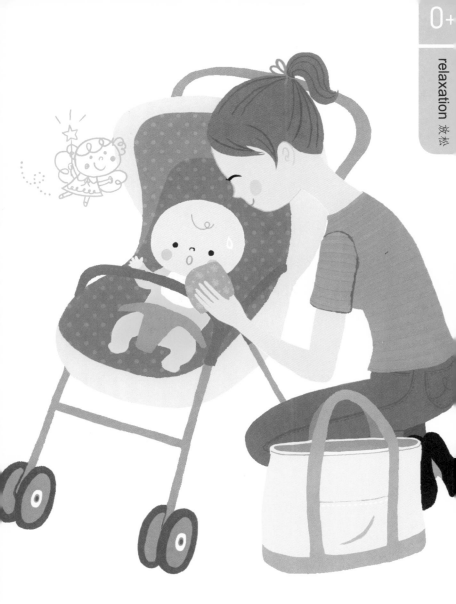

7

在大自然的怀抱里

把宝宝裹在大披肩或者婴儿袋里一起散步，同时告诉宝宝经过的地方：田野、树林、公园、小溪……

每经过一个地方，都可以停留一会儿，聆听那里的声音。

即使宝宝睡着了或者咿咿呀呀说话，他还是能够感受到大自然里的声音、气息和色彩。

大自然的气息可以安抚宝宝的情绪，培养宝宝宁静从容的气质。

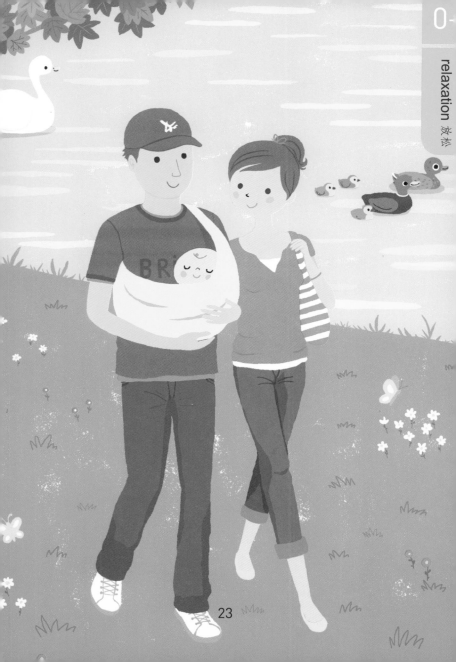

23

8

丝巾吹起轻风

如果宝宝累了开始哭闹，就找一条彩色的丝巾，在宝宝面前挥动。

他的注意力会慢慢地被丝巾吸引，丝巾吹起的轻风也能使宝宝感到舒适。

挥动丝巾，再时不时地摇一摇拨浪鼓，宝宝一定会开心地咯咯笑！

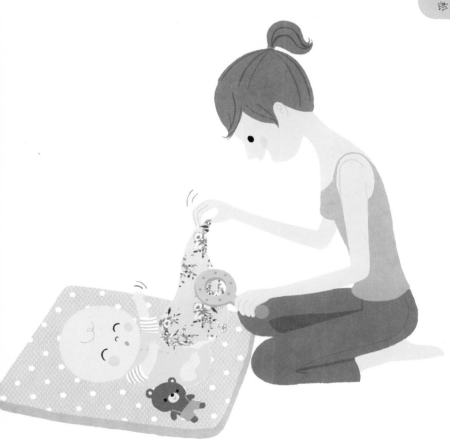

25

9

宝宝和大自然的对话

把宝宝抱在怀里摇哄，同时模仿不同的声音，并告诉宝宝是什么：海浪声、风吹过树梢和麦田的声音、河流汩汩流动的声音……

大自然的声音能够使人平静，你也可以在散步时自己录制声音：涛声、风声、水声、海浪拍打鹅卵石的声音、鸟儿歌唱的声音、喷泉声、溪流声、风吹过树叶的沙沙声……

给宝宝进行抚触或者宝宝入睡时，可以播放这些声音使宝宝安静；当然，这些声音也可以用来唤醒宝宝。

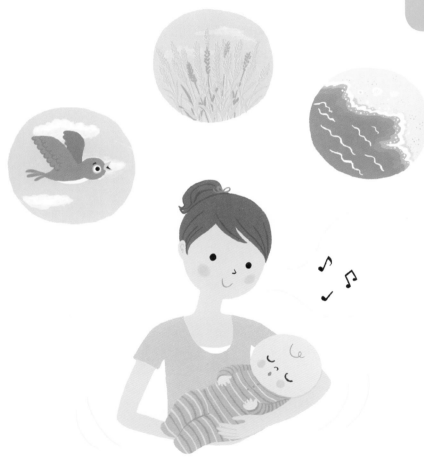

27

10

宝宝的"保护罩"

宝宝身处新环境时会感到烦躁，常常会不知所措地挥动手脚，所以，要教会宝宝迅速适应、融入环境。

让宝宝平躺，一只手轻抚宝宝的小肚子，一只手放在宝宝的额头上（但注意不要碰到囟门位置）。这样，你就给宝宝设置了一个"保护罩"。

一边用手轻轻按摩宝宝的腹部，一边跟宝宝说话使他平静下来："妈妈在这里，不要害怕，妈妈和宝宝在一起……"

接下来，你可以把宝宝的双手放在他的腹部，再用你的手掌盖住，一边按摩，一边跟他说话或者轻哼儿歌。

囟门：婴儿头顶有一个柔软的、有时能看到跳动的地方，医学上称为"囟门"。后囟门一般在出生后3个月内闭合，前囟门在1岁半左右闭合。人们常说的"天窗"或"囟门"，主要是指前囟门。

0+

relaxation 放松

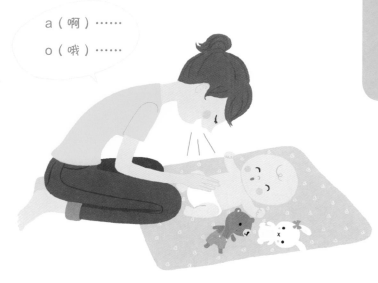

11

音节训练

　　面对宝宝，一个一个地发音：a（啊）、o（哦）、e（呃）、u（吁）、i（咿）。从开口度最大的 a 和 o 开始，到开口度最小的 i 结束。然后闭上嘴巴，重复发出"m（么）"的声音；半张开嘴，发"卟嗞"的声音。宝宝很快就能安静下来。

12

和宝宝一起聆听那些随风而动的艺术品

家里经常会有一些可以发出声音的物体，如金属勺、塑料勺、铝箔、丝绸、彩色塑纸片、软木塞、水晶项坠耳坠等……可以用这些物体制作一些可以随风而动的艺术品，它们在微风中互相碰撞会发出清脆的叮咚声，在阳光下会反射出不同的颜色。

宝宝会被这些神奇的叮咚声吸引，沉浸其中并感到放松。

你可以把这些艺术品挂在宝宝房间的窗帘杆上。

注意：挂的位置要足够高，以免宝宝一个人在房间里的时候抓到误食。

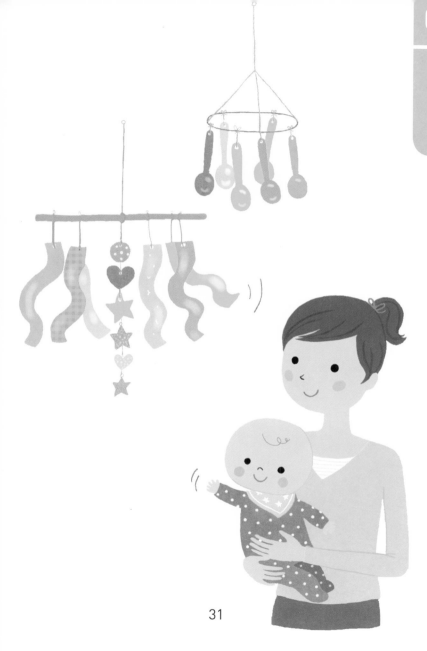

31

13

爸爸给予安全感

爸爸妈妈背靠背盘腿坐下，宝宝靠在妈妈胸口，听妈妈的心跳声。妈妈把手放在爸爸的髋部附近，反之亦然，爸爸将呼吸节奏调整到与妈妈一致。在这一家人共处的时刻，宝宝可以汲取到爸爸身上的能量。

这也是宝宝的专享时刻，他可以感受到强烈的安全感和周围的浓浓爱意。

髋部：躯干与腿相连接的部位，可以使你的躯干和腿能向前、后及侧面自主运动。

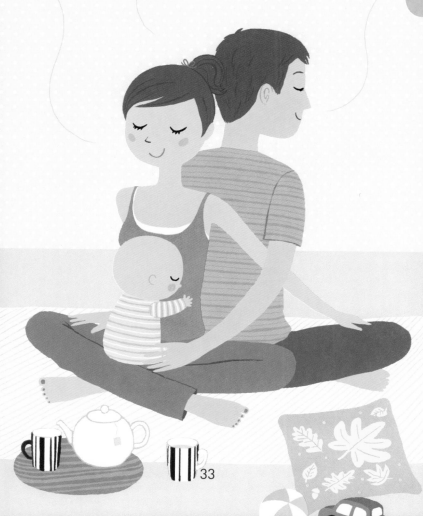

33

14

转转转，驱走宝宝的紧张感

这个经典的手指游戏能够很快帮助宝宝驱走紧张和忧愁：

"转转转（双手面向宝宝转圈），

小木偶（用手指指自己胸口）。

转了三个圈圈就走开啦（双手继续面向宝宝转圈，然后移到宝宝头顶）。"

让宝宝模仿你的动作，慢慢地，宝宝的注意力会被转移，并逐渐忘记不开心的事。

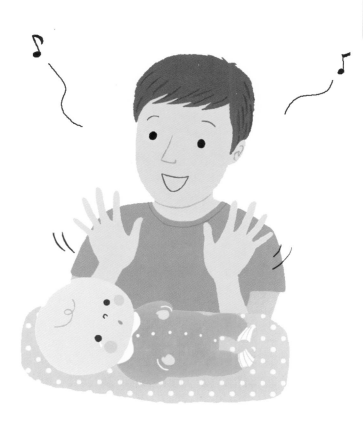

15

让宝宝放松

让宝宝分辨不同的材质：柔软的、粗糙的、光滑的、颗粒状的……宝宝光着身子趴着，或者只裹一片尿布。

用棉球擦拭宝宝的背部，从屁股开始，轻轻擦过脊柱，一直到颈背为止。一边滚动棉球，一边给宝宝讲故事："一条懒惰的毛毛虫趴在树枝上，突然，毛毛虫变成蝴蝶飞走了！"

接着，换成丝绸，轻轻地在宝宝的脚底板挠痒痒："蝴蝶碰到了一只漂亮的小蜜蜂，小蜜蜂要去牧场采蜜。"

然后，用柔软的植物海绵擦拭宝宝的大腿外侧，把海绵浸湿，轻拭宝宝的左右肩："哦，小蜜蜂的脚碰到了露水，把它的脚弄湿了！"

继续用其他材料，比如莱卡、天鹅绒、羊毛等，同时即兴编一些小故事……使用不同材质的物体碰触宝宝的肌肤，给宝宝带来的触感能使宝宝放松，同时也能训练宝宝的触觉敏感度和他的想象力。

relaxation 放松

37

16

给宝宝做体操

腹部：宝宝仰卧的时候，试着让他去抓你伸出来的手指，这可以锻炼宝宝的腹部肌肉。

四肢：宝宝趴着的时候，试着让他爬来爬去抓面前的毛绒玩具，这可以锻炼宝宝的四肢。

颈部：忽左忽右地摇铃，宝宝会转动脖子寻找声音来源，这可以锻炼宝宝的颈部肌肉。

腿部：宝宝面朝你仰卧，举起宝宝的双腿，用掌心贴住宝宝的脚底往前推，宝宝会反蹬回来。这样，宝宝的腿部肌肉就得到了锻炼。同时，也促进了宝宝的血液循环。

髋部：一旦宝宝可以自己坐了，就试着在他的周围摆满玩具，让他俯身去够，这是非常好的锻炼髋部的方法。

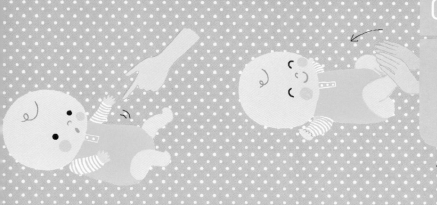

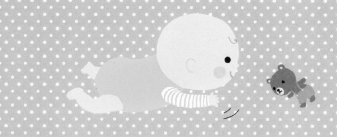

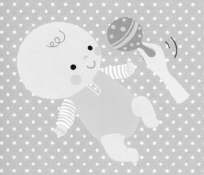

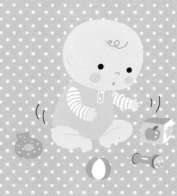

39

17

让宝宝适应爸爸妈妈不在身边

有时候，你会把宝宝留给亲人或者保姆照顾。下面这些游戏可以帮助宝宝明白，就算你不在他的身边，你也并没有抛弃他。

平日里，即使和宝宝身处两个房间，也可以继续跟他说话。宝宝虽然看不到你，但可以听到你的声音，这会让宝宝有安全感，同时也可以训练宝宝的听力。

此外，短暂离开时，留下带有你气味的围巾或毛衣，以此让宝宝慢慢习惯你的离开。还可以每天抽点时间，把宝宝抱在胸前，让他熟悉心跳的声音。这样，当其他人抱着他时，他也不会产生陌生感。

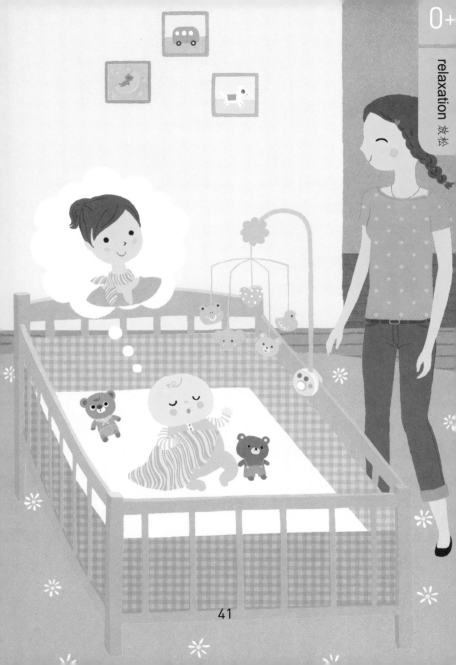

41

18

宝宝不哭

宝宝在哭，小脸蛋皱了起来。用棉球蘸上玫瑰水、橘子花水或者矢车菊水，一边擦拭宝宝的小脸蛋，一边跟宝宝说话：

"橘子花挠你的小鼻子，玫瑰水擦你的小眼睛（棉球在眼睛周围擦拭）。

不哭了，不哭了，小脸蛋不皱了，脸上放晴啦（棉球在额头中央一圈一圈地轻轻擦拭）。

听，远处有海浪声（摩擦双手，用掌心拢住宝宝的耳朵，然后轻轻按摩耳廓）；

看，小鸟来问好了（轻吹口哨，棉球轻拭太阳穴，但不要按压）。

哈，好天气来了，忧愁被赶跑啦！（最后轻抚宝宝的下巴，用鼻子蹭蹭宝宝的鼻子）。"

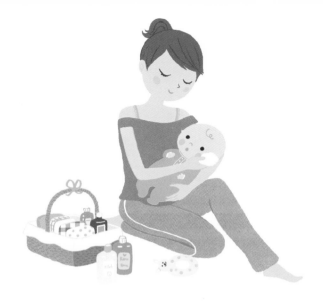

19

锻炼宝宝的灵活性

让宝宝仰卧，轻轻地把宝宝的双臂交叉再分开，如此反复几次。然后，一只手握住宝宝的右臂往外抻，另一只手轻轻抓住宝宝的左脚脚踝，把宝宝的左腿向外拉。如此反复几次后，换成宝宝的左臂和右腿。一边练习，一边调整宝宝的呼吸节奏："张开，吸气；收回，呼气。"

20

让宝宝了解自己的身体

用食指轻抚宝宝的脸庞，从额头一直到嘴唇。

摸到眼睛的时候说："这是漂亮的小眼睛，宝宝在看妈妈呢！"

摸到嘴巴的时候说："看，这是小嘴巴，是用来吃饭的！"

俯身到宝宝耳侧说："嗨，小耳朵，宝宝就是通过你来听到声音的吧！"

然后，用鼻尖轻蹭宝宝的鼻尖："爱斯基摩人就是这样打招呼的！"

继续抚触宝宝的腹部、胳膊、大腿和小脚，一边轻抚，一边告诉宝宝这些身体部位的名称，让宝宝在放松的同时，也对自己的身体有所了解。

你好！

小嘴巴！

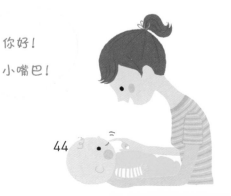

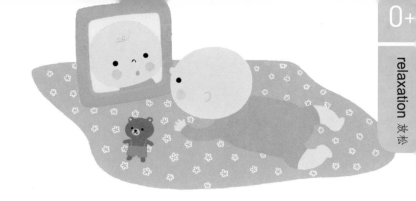

21

给宝宝翻身

宝宝两个月左右的时候，可以慢慢试着让他趴一会儿。

先轻轻抓住宝宝的一只手，把接下来要做的动作说给他听。然后，小心地转动宝宝的身体，让他趴下，尤其要注意轻放宝宝的小脑袋。等宝宝趴好以后，让他抬头。过一会儿，再让宝宝翻身仰卧。

在做这些动作的过程中，你可以在宝宝面前放一面镜子，他会对自己的动作很好奇！

22

宝宝来摸爸爸妈妈！

让宝宝仰卧，通过抚触让宝宝认出你来，同时发展宝宝的运动机能。

把宝宝的手心贴在你的脸上，给宝宝做鬼脸，让他感受你脸部和嘴部不同肌肉的运动……

然后把宝宝的脚底贴在你的肚子上，吸气使腹部隆起，把宝宝的脚推开，如此快慢相间地进行。

再让宝宝用手感受你的头发和耳朵，或者用鼻子感受他爸爸的胡子。

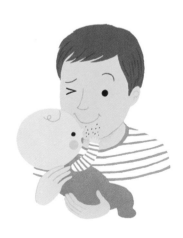

23

水流过宝宝的肌肤

给宝宝洗澡的时候，可以给宝宝讲小水珠的故事。

给宝宝脱衣服之前，滴一滴水到宝宝的手上，说："小水珠在手上，它会在胳膊、肩膀和肚子上遇见其他小水珠。"

然后，把宝宝泡在浴缸里，说："现在，小水珠们一家团聚了！"

把水掬在手里，让水流过宝宝的身体，像小溪一样，慢慢汇聚成流。最后把宝宝身上的水擦干。

24

听觉训练

找一个长纸筒，把一头封起来，装入葵花籽、硬面团或小铃铛，再把另一头也封好。晃动纸筒，里面的东西会从一头滑到另一头，宝宝听到这些声音会很兴奋！

宝宝的听觉系统需要不断地训练。这样，宝宝听到物体发出的声音时，在行动中会更加注意躲避，保证自己的安全。

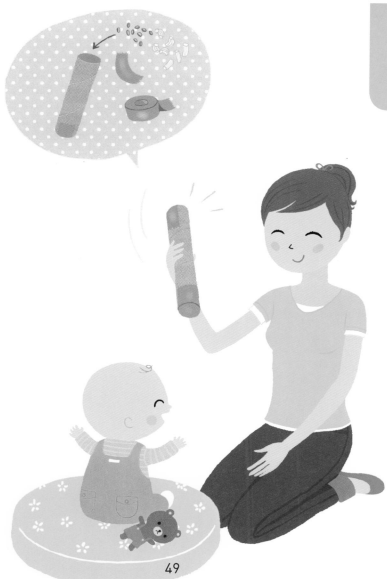

25

让宝宝感受大自然的声音

在大自然的怀抱里，在林间空地或沙滩上，背靠树干或岩石坐下，把宝宝放在腿上，一起倾听大自然的声音。

这是一项很好的使人平静的练习，同时能够训练宝宝的语言能力。

其实，风声、海浪声和a（啊）、o（哦）、ou（呜）、on（嗡）、m（么）等音节一样，都会记录在宝宝的大脑里，刺激宝宝的大脑发育。

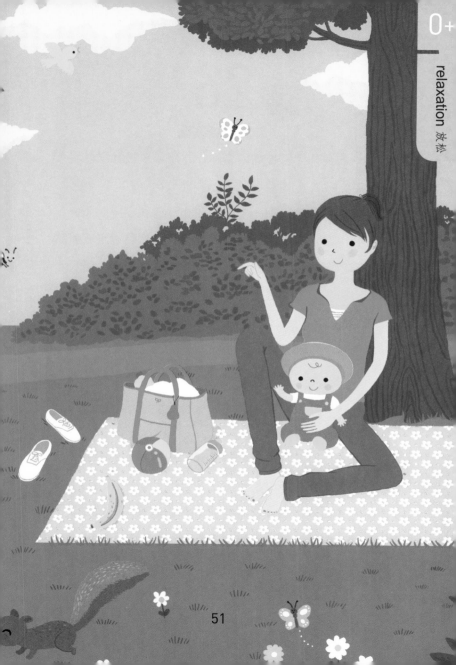

51

26

宝宝放松瑜伽

下面是几个有趣的瑜伽动作，用于放松和柔软宝宝的身体。

让宝宝仰睡，把一个很轻的小球放在宝宝肚子上，宝宝会像攫食的小猫一样盯着小球看。抓住宝宝双脚脚踝，轻轻弯曲宝宝双腿，朝宝宝肚子方向推动。哦！小球朝宝宝的脸上滚过去了！抓住宝宝的一条腿，抻直，轻轻朝宝宝脸部移动；然后换另一条腿。每一条腿都拉抻放松几次，可以增加宝宝身体的柔韧性。

把宝宝的大腿拉直，两个脚掌互相碰触。把一条腿向一侧拉开，然后换另一条腿，两条腿合拢再分开，就像剪刀一样。

最后，让宝宝有节奏地拍手，轮流把左右手臂抻直放到脑后，再放下。让宝宝用自己的左手去碰右肩，反之亦然。游戏的时候让宝宝互搓掌心放到你的脸颊上。轻轻转动宝宝的双手以放松手腕，转动双脚以放松脚踝。好啦！宝宝精神抖擞地开始一天的生活啦！

relaxation 放松

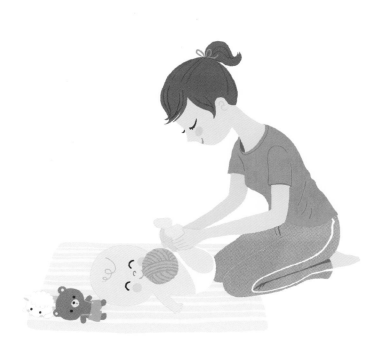

27

神奇的姿势

　　这个姿势可以重新唤起宝宝胎儿时的状态，使宝宝和爸爸妈妈进行交流，熟练地掌握后，会产生奇妙的效果。

　　如果宝宝在哭，这个姿势也能使他很快安静下来。这个姿势还能看出宝宝想不想进行按摩：如果想，他的身体就会略略前倾；反之，他的脑袋就会向后挣扎。

　　宝宝离你大约30厘米，在这个距离范围内，他能够清楚地看到你；再远一点，他的视力还没有完全发育，看东西会有点模糊。一开始的时候，不太容易找准位置，所以要在宝宝吃饱睡足的安静状态下进行尝试。

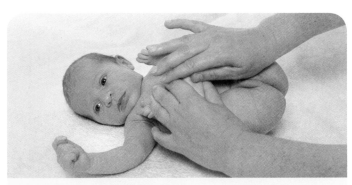

把宝宝的大脚趾放到他的胸前，对准其对侧乳房位置，大脚趾和下肢都稍稍弯曲。

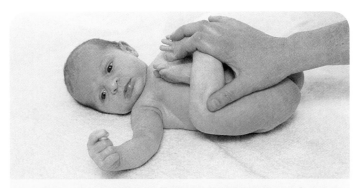

另一只手把宝宝的另一条腿放到对侧乳房位置，现在宝宝的姿势就像菩萨。第一只手换个位置，手掌根部放在宝宝臀部，食指抵在小脚趾处，以防宝宝的腿松开。

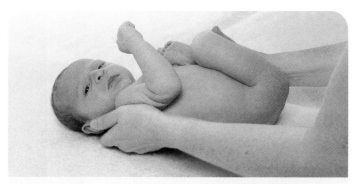

　　让宝宝侧转，另一只手在宝宝颈下滑动，拇指和食指呈"V"字形置于枕骨上方，小拇指和手掌连成一线放在宝宝肩胛骨位置。

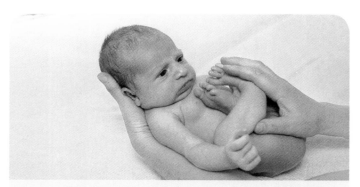

　　手托住宝宝的头部，手臂撑住宝宝的肩膀和背部，保持这个姿势，宝宝可以清楚地看到你，并且已经准备好与你进行交流了。

28

背部按摩

宝宝出生几个小时之后，就可以开始进行这项按摩。对于宝宝来说，从离开保护他的母体子宫开始，外部环境就发生了很大的变化。通过这些按摩动作，他能够感受到与外界的交流沟通，并一生受益。

宝宝的背部面积足够大，可以放心地进行这项按摩。开始时，让宝宝俯睡，手指、肘部和腕部完全放松，用掌心进行按摩。因为宝宝俯睡时莫罗反射会受到抑制，所以这个姿势还能使宝宝免受莫罗反射的影响。

莫罗反射：婴儿反射的一种，又名惊跳反射。这是一种全身动作，在婴儿仰躺着的时候看得最清楚。出现惊跳反射时，婴儿的双臂伸直，手指张开，背部伸直或弯曲，头朝后仰，双腿挺直。这种反射在3-5个月内消失。

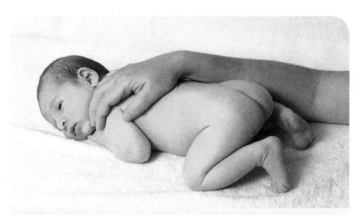

把手放在宝宝肩部，手指放松，朝宝宝胸前方向自然下垂；沿对角线向对侧屁股方向进行按摩。

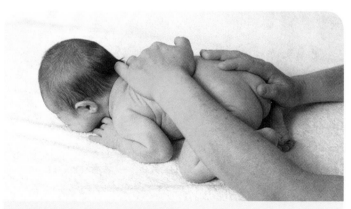

双手交替，连续进行这个动作，可反复进行多次。

29

腿部按摩

给宝宝进行腿部按摩时产生的牵引力会使宝宝下滑。可以把手放在宝宝骶部（脊柱位于腰椎和尾骨之间的部分），产生反推力防止宝宝下滑。

新生儿保留有很多原始反射。如果很快松开宝宝的脚，就会引起下肢弯曲反射（宝宝的腿会像弹簧一样弹出去）。

经常给宝宝做腿部按摩，可以促进宝宝的血液循环，并和宝宝建立起亲密接触的良好关系。

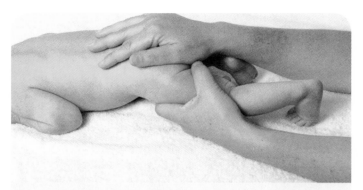

一只手摊开放在宝宝大腿下面，另一只手放在宝宝骶骨位置，缓缓上行。

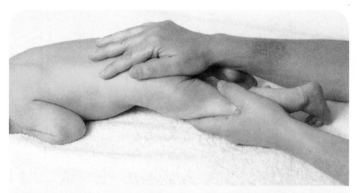

手沿着宝宝大腿下行，稍稍施力拉抻；至踝骨位置后，收力，并松开宝宝的脚；再次重复这个动作。

30

足底按摩

在开始进行足底按摩之前，记得盖好宝宝的背部和腿部，以免宝宝着凉。

在足底反射学中，按摩足底的不同部位可以调整各种功能紊乱。轻轻按压宝宝足底的不同部位，可以刺激宝宝身体的各个部位。两只脚的按摩时间要均衡，以免引起睡眠、消化等功能失衡。如果宝宝在哭，就让其他人把宝宝抱起来，你继续进行足底按摩。

"V"字形姿势可以在宝宝屈伸双脚时继续进行按摩。如果掌心可以包裹宝宝的整个脚掌，他会更加放松。

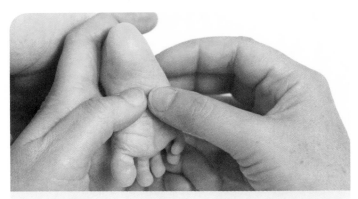

　　食指和中指呈"V"字形夹住宝宝的脚；两个拇指尽可能地放平，转圈按摩。上推时用力，下行时放松。

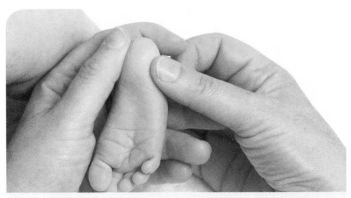

　　掌握了这个动作以后，可以继续对脚跟和脚侧进行按摩。

31

上半身按摩

进行上半身按摩时，让宝宝仰卧。

一开始，宝宝会用眼神跟你进行交流；随着宝宝慢慢长大，他会咿咿呀呀地来表达自己。你完全可以把按摩和语言交流结合起来，比如一边按摩一边哼儿歌，宝宝很快就会把儿歌和按摩的乐趣联系起来。

当然，一开始的时候，因为宝宝的脐带尚未完全脱落，所以从肩部到髋部的上半身按摩会受到阻碍，无法非常顺畅地进行。

此外，从较硬部位（如肋骨）转移到柔软部位（如脏腑部位）进行按摩，也会有些难度。但是慢慢习惯了以后，这些就都不成问题了。无论如何，你都不需要担心会弄疼宝宝。

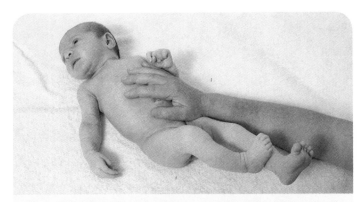

　　一手放平，掌心放在宝宝胸前，手指搭在宝宝肩上，用掌心进行按摩，直至对侧髋部位置。

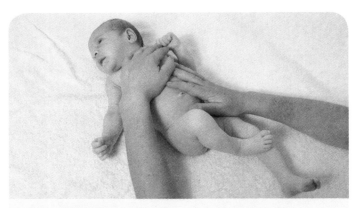

　　另一只手交替进行这个动作，呈"X"型进行按摩。

32

用宝宝的膝盖进行腹部按摩

对柔软部位的施力程度较难把握，因此进行腹部按摩时要小心。

用宝宝的膝盖进行按摩的优势在于训练宝宝骨盆后倾，可以缓解结肠疼痛并有利于排便。

注意：请务必按照顺时针方向转动宝宝的膝盖，以符合排便和排气的方向。

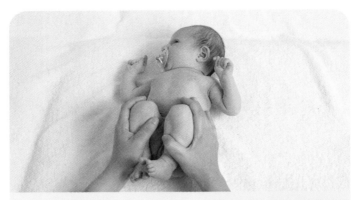

宝宝的两个膝盖弯曲，往肚脐方向推进；掌心侧贴宝宝膝盖，手指握住腿部，以保持宝宝的两个膝盖紧贴不分开。

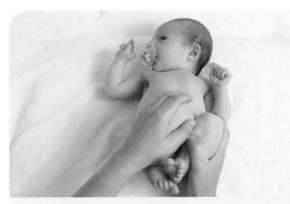

宝宝的膝盖贴住腹部，按顺时针方向转圈按摩。

33

用手进行腹部按摩

可以用掌心来按摩宝宝腹部。

这项按摩有助于排便，帮助宝宝消除胀气。经过膀胱部位（耻骨上方）时，无需一直按压。还可以自行发挥，改用拳头进行按摩：握起拳头，转动手腕进行按摩，无需移动身体。

和上一个动作一样，这个动作也按照顺时针方向进行。

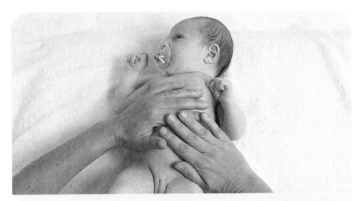

　　双手放在宝宝腹部，手指相触。左手朝左边向上画半圆进行按摩，右手朝右边向下画半圆进行按摩。

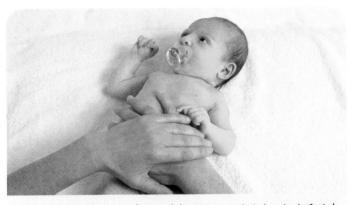

　　继续画半圆进行按摩，双手相遇后，不再施力，把左手放在右手上面。

34

大腿按摩

宝宝仰卧时，按摩大腿正面；宝宝俯睡时，按摩大腿背面。可以轻抬宝宝大腿，把手垫到宝宝腿下，以保持宝宝的舒适。

宝宝仰卧时，支撑点更多，可以用双手同时进行按摩而无须担心宝宝会滑动；使用双手还可以尽可能地拉押宝宝的大腿。

如果给刚出生的宝宝进行仰卧按摩，可以用浴巾裹住他的上身和手臂，一方面保暖；另一方面防止莫罗反射。

当宝宝哭闹时，身体会产生压力激素，这时免疫力会下降，通过这项按摩可以让宝宝的压力激素降低，免疫力恢复，放松情绪。

注意：手指不要抓得太紧，以免宝宝感到不适。要防止这一点，请始终记得用掌心进行按摩。

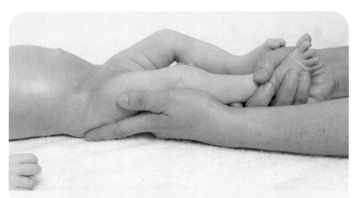

　　手掌摊开，大拇指和食指分开，沿着腹股沟对宝宝大腿背面进行按摩。

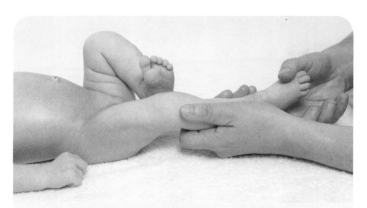

　　沿着宝宝大腿向下按摩，同时轻轻拉抻。到达踝骨位置后，另一只手重新开始按摩。这个动作可以重复进行数次。

35

脚趾按摩

新生儿的脚趾很小，所以这项按摩需要小心进行。如果不抓紧，很难进行按摩；但是如果力度不够，又可能会弄痒宝宝、刺激宝宝。正确的按摩方法，能使宝宝得到完全的放松，并有利于宝宝日后平衡能力的发展。你可以自己判断宝宝是否喜欢这项按摩，还是等宝宝长大一些再进行。

注意：要使宝宝感到舒适，按摩的力度一定要控制好。

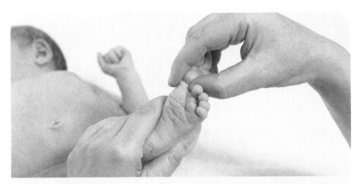

用拇指和食指夹住宝宝大脚趾根部（可以尝试从脚趾侧面夹）。

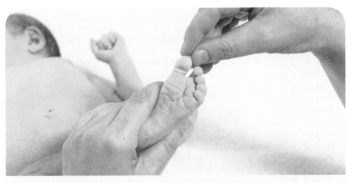

手指朝趾甲方向慢慢转动，同时轻轻拉抻，就像开酒瓶一样。然后继续对其他脚趾进行这项转拉按摩。

36

按摩帮助重新平衡睡眠和胃口

传统中医学理论认为，人的脚底布满了穴位，对这些穴位进行针灸具有不同的疗效。虽然不可以对宝宝进行针灸，但是可以通过按压来刺激这些穴位。

如 P.74 所示的位置为管理系统平衡的中心穴位。对这个穴位进行按压，可以恢复睡眠和胃口。建议先对足部其他部位进行按摩，再对这个穴位进行按压。

注意：不要按压太久，宝宝的反应会很大；更不要只按压这个穴位，它可不是万能键。

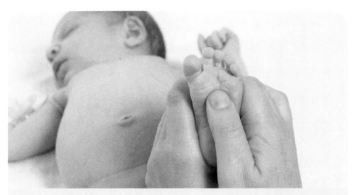

　　要找到这个穴位，先把手放在宝宝脚掌左右两分的中心线上，再想象一下宝宝的脚掌上下平均分成三部分，把拇指放在从上往下三分之一处，就是这里了。拇指按住穴位，按顺时针方向进行按摩。

37

手臂按摩

让宝宝侧卧。这样，拉抻宝宝手臂时，身体的重量足以防止宝宝被整个拉起来。如果宝宝被拉起来了，就证明用力过猛。转动宝宝的手臂，类似扭的动作，但是请放心，你不会弄痛宝宝，因为你的手握得并不紧。

也可以让宝宝仰卧着进行按摩，但是这样得到的身体助力就少。

对于不满 3 个月的宝宝而言，拉抻肘部通常会使宝宝的手张开。

妈妈在帮宝宝按摩手臂时，可以和宝宝说说话，不但能增加亲子间的互动，还能观察宝宝的反应以及判断宝宝是否有听力问题。

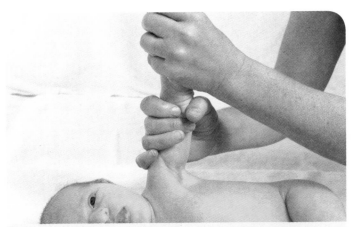

让宝宝侧卧，拉起宝宝的手臂，使之与宝宝的身体垂直。一手放在宝宝肩部，上移至宝宝手腕处，转动宝宝的手臂。

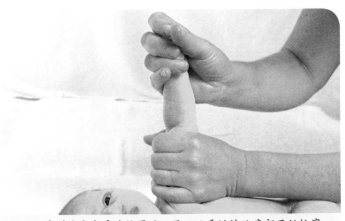

一手到达宝宝手腕位置后，另一只手继续从肩部开始按摩。该动作可以重复进行数次。

38

让宝宝把手张开

不满 4 个月的宝宝会保留一种原始反射——抓握反射。宝宝的手会紧紧地握起来。

这种抓力很强，把拇指放在宝宝紧握的手里，抬手时，宝宝并不会把手松开。这种反射可以让刚出生不久的宝宝紧紧抓住母亲。抓握反射与紧张无关，事实上，4个月以下的宝宝即使很放松，睡着时也仍然会握紧拳头。

等待宝宝主动把手张开期间，可以帮助宝宝摊开手心进行擦洗或按摩。摊开宝宝的手心需要一定的技巧，必须根据指示进行，以免弄伤宝宝的手部骨骼。如果把手指伸进宝宝紧握的拳头时，宝宝的手指很容易就张开，那么就不需要使用这个技巧了。

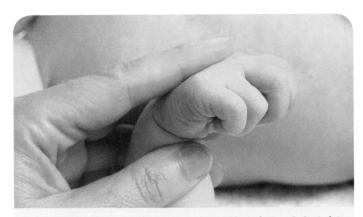

把食指放在宝宝手背上，轻轻弯曲宝宝的手腕，宝宝的手指会轻轻张开。

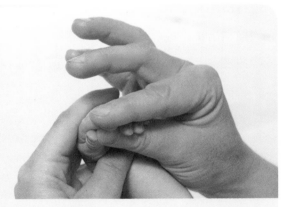

另一只手的拇指和食指把宝宝的手指夹在中间，滑至宝宝小手的指骨末端。

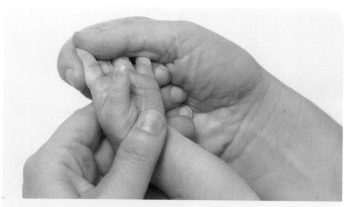

把宝宝的手摊开抻直，拇指不要松开。

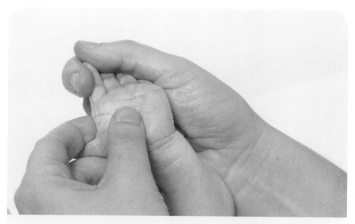

用空余的手把宝宝的拇指固定好，就可以进行手部按摩了。

39

掌心按摩

对于新生宝宝而言，因为抓握反射的存在，很难进行手部按摩。观看超声波图像时，可以看到宝宝在子宫里玩自己的手和手指，有时候还会吸吮拇指。宝宝出生以后，远离了子宫里的水环境，抓握反射也随之产生。

按摩宝宝的手部，让他把手张开，能够使宝宝重新找回待在子宫里的感觉。手部按摩时间越长，之后宝宝双手张开的时间也越长。

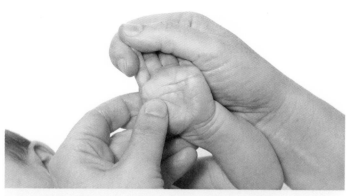

宝宝的手张开后，把大拇指放在宝宝掌心，并顺时针转动宝宝的手。

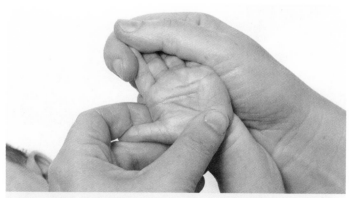

如果宝宝的手自然张开，就可以松开宝宝的手指，并对手指进行按摩。

40

手背按摩

如果宝宝还不满 4 个月，那么这项按摩能使宝宝很好地放松心情，自然地把手张开。

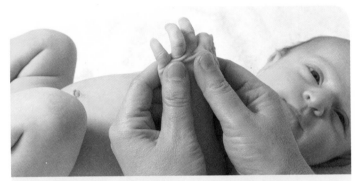

把手指放在宝宝掌心用以支撑，拇指放在宝宝手背上转圈按摩，从手腕一直按摩到手指根部关节处。

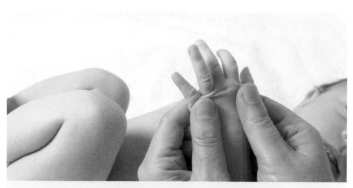

　　也可以把两个大拇指并排放在宝宝手背中间位置，分别向外
推移，同时略微施力按压。

41

按摩帮助获得修复性睡眠

根据中国传统中医理论，人体有无数穴位，分别对应不同区域，刺激这些穴位可以作用于相应区域。

比如掌心中央附近区域"内八卦"有助于睡眠，按摩该区域不仅可以加强各个器官的功能，还可以刺激中枢神经。

根据大人拇指和宝宝手掌的大小比例，可以把拇指放在宝宝掌心中央进行按摩。如果抓握反应不是很强烈，还可以用小指按摩这个穴位。

手上还有许多其他穴位，但是在宝宝身上都不太容易进行按摩，因为通常要抓住宝宝的手指以抑制抓握反射。

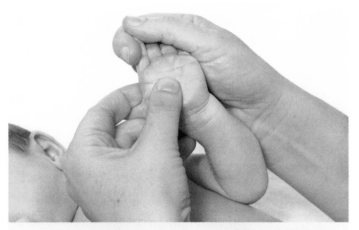

　　把拇指放在宝宝手掌中央位置，不要移动，按顺时针方向进行按摩。

42

前额按摩

按摩宝宝的头部能使爸爸妈妈体会到：一些简单的动作不仅没有危险，还可以让宝宝感觉舒适。

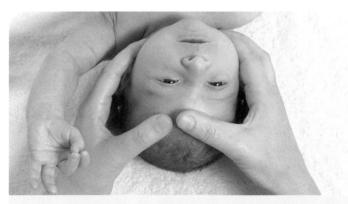

把两个大拇指放在宝宝前额中间位置，略高于眉毛处。

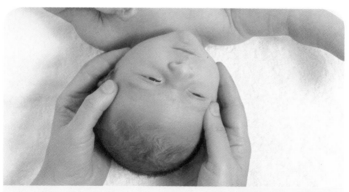

　　分别向两侧太阳穴方向水平移动拇指，直至与头皮交界处；
松开拇指，再次从宝宝额头中央位置开始按摩。

43

太阳穴按摩

脸部按摩能够使人平静，爸爸妈妈通常会无意识地进行脸部按摩让烦躁的宝宝入睡。

按摩太阳穴可以连接脸的上下部分，让人非常放松。从前额开始向下按摩，经过太阳穴时，顺时针转圈按摩。

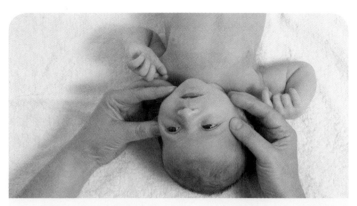

　　把拇指放在宝宝前额中间位置，对称地向太阳穴方向移动；到达太阳穴后，停下来用拇指转圈按摩；松开拇指，再次回到宝宝前额中间位置，重新开始按摩。

44

下巴按摩

下巴按摩会使宝宝的脸部略微变形，尤其是对嘴巴周围进行按摩时。

但是按摩下巴可以拉抻肌肉，让人感到放松。

还可以用拇指在脸庞下部各个部位游走。

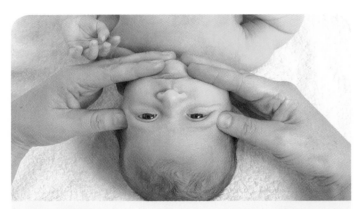

拇指放在宝宝太阳穴位置，其他手指放在下巴位置，向脸颊方向拉抻。

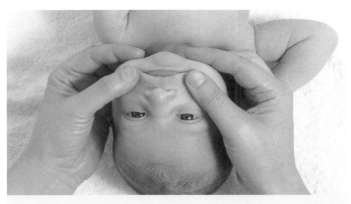

　　把宝宝的下巴夹在拇指和其他手指中间轻揉，亦可向脸颊部
位移动。

45

耳垂按摩

和脚一样，耳朵也是反射学上的重要器官，对应身体各个部位。

有一种疗法叫耳针疗法，通过针扎耳廓的不同部位，远距离地刺激身体的不同器官。

宝宝不可以接受针扎，但是可以通过轻压来达到相同的效果。按摩宝宝的整个耳垂可以使宝宝获得放松。

注意：耳垂按摩需对称地进行，即同时对两个耳垂进行按摩。

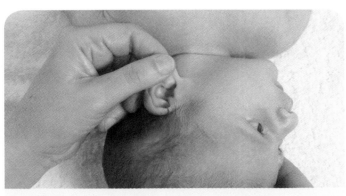

把宝宝的耳垂夹在拇指和食指中间，向手臂方向拉抻。

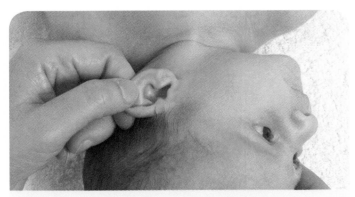

从耳垂向耳朵上半部分移动，保持夹和拉抻的动作不变。

46

头皮按摩

头皮布满神经末梢，经常进行按摩能增强脑部血液循环，提高大脑氧气供给，调节宝宝大脑皮质，有增强记忆、改善焦虑的作用。

这是唯一一项用指尖在宝宝身上进行的按摩。手指分得越开，宝宝越能得到放松。按摩头部时，会经过囟门，大人们通常会感到害怕。事实上，大脑并不直接位于头皮之下，中间隔着皮肤组织和脑脊髓液。所以按摩头皮并不会弄疼宝宝。

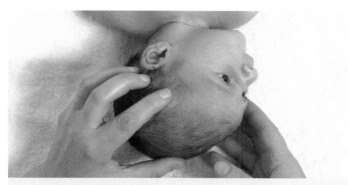

　　手指分开放在宝宝头部，并拢，再分开，就像洗头时的揉搓动作。

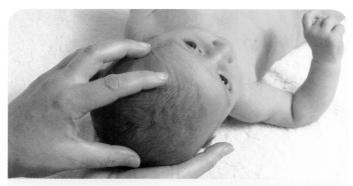

　　如果想按摩宝宝头部侧面，就把手罩在宝宝头部上方，旋转进行按摩。按摩时，手指时刻接触头皮。

47

怎样正确地给宝宝脱衣服

有时候，给宝宝穿衣服或者脱衣服也会引起紧张，因为我们总会担心弄疼宝宝，过于小心翼翼而变得笨手笨脚。其实，要想让宝宝觉得舒适，只需记住一条原则：尽量少抬宝宝的头，这样可以避免宝宝因害怕而产生惊跳（即著名的莫罗反射）。如果宝宝的脑袋一直靠着纺织物，他就会觉得安全。

给宝宝转身时，要转动骨盆，而不是脚，这样就不会刺激到宝宝的膝关节。如果宝宝的衣服是背后系扣，就要先抬起宝宝的臀部，再脱衣服。

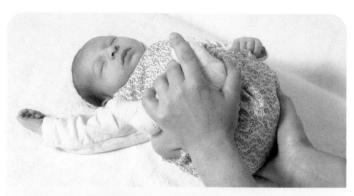

　　宝宝双腿并拢放在腹部，呈菩萨姿势。一手按住宝宝腿部，使其保持这一姿势不变；另一只手放到宝宝臀下，轻抬臀部，同时转动宝宝头部使之翻身。

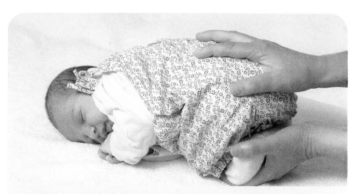

　　现在可以解开宝宝背部的衣服摁钮了。恢复宝宝仰卧姿势时，注意把宝宝的手放在身侧，以免被压住。

48

把睡着的宝宝从床上抱起来

把睡着的宝宝从床上抱起来可不是件容易的事。你总会担心没有把宝宝小脑袋的位置放好或者会担心不小心把宝宝弄醒。

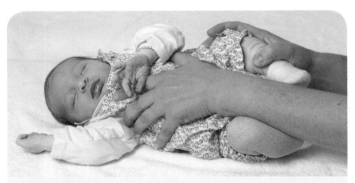

一只手放在宝宝胸廓和腹部处，食指搭在肩上。另一只手把宝宝的膝盖朝腹部方向移动，拇指放在胫骨位置，手掌握住膝盖。

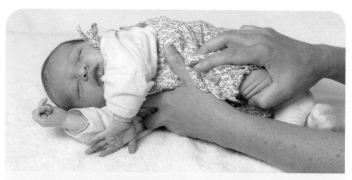

　　握住宝宝膝盖的手掌往床上放，另一只手的位置不变，宝宝开始转身。把宝宝的整条腿都往床上放，宝宝的膝盖就会越过你的手臂。

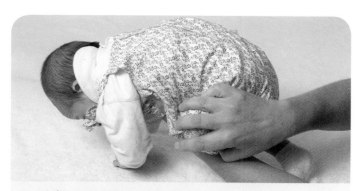

　　手掌依然握住膝盖，把宝宝从床上抱起。不用担心宝宝的头部，它会自然而然地跟着起来。注意，不要用手指紧抓宝宝腹部，而要用手掌稳稳地托住宝宝腹部。

49

把睡着的宝宝放到床上

宝宝靠在肩上睡着了，就根据 48 的反向动作把宝宝放到床上。

放下宝宝的时候，注意把他的手放在身侧，以免弄疼宝宝。

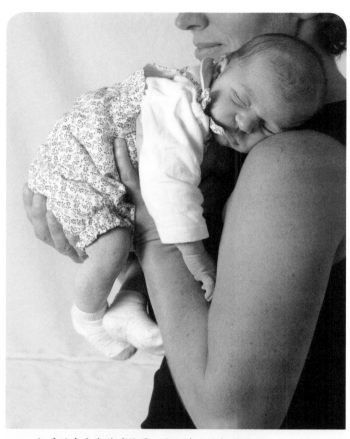

把手放在宝宝胸膛位置，小心地让他仰面睡下。

6+

6月龄+

宝宝从6、7个月开始，就可以独自保持坐姿并开始探索周围的世界，有时还会表现出学习和发现的渴望。

因此，妈妈应该针对宝宝的需求，引导他进行一些新的唤醒机能和观察世界的活动，而且还可以适当对宝宝进行一些坐姿按摩。当然，如果宝宝还是喜欢卧姿按摩的话，那就不要改变！

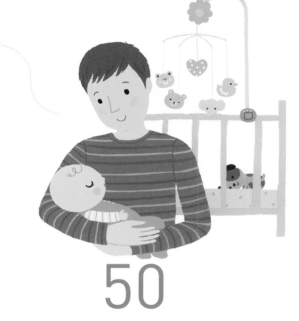

50

晚上的儿歌

通过《在阿维尼翁桥上》《水中的鱼》《熊先生》以及其他一些流行的童谣可以发展宝宝的运动机能。

宝宝在听歌时会手舞足蹈地模拟儿歌里的场景，而且这些歌曲还可以培养宝宝的节奏感。

每天晚上在哄宝宝睡觉的时候都轻声哼唱这些童谣，形成习惯，可以给宝宝安全感。他可以辨认出这些令他安心的音乐节奏。

说明：文中举例的儿歌可用国内流行儿歌《排排坐》《光脚板》《点点虫》替代。歌词详见 P.195。

51

培养宝宝的创造力

给宝宝买五颜六色的颜色鲜艳的小球！

和宝宝一起，每次只玩一颗球。坐在宝宝对面，传给他一颗红色的小球，同时告诉他这颗球的颜色，以及在你们周围的环境中，房间里或大自然中，有哪些事物是红色的。比如"你的小毛衣是红色的，消防车是红色的，西红柿是红色的。"然后拿一颗橙色的球，说："橙子是橙色的，花瓶里的花儿也是橙色的。"

妈妈可以不时地把球滚到宝宝后面或是侧面，这样可以促进他运动机能的开发。

当宝宝长到一岁左右，已经很习惯这个游戏，妈妈可以把所有的小球摆在宝宝面前，让他选择某一颗球。他认不认识这颗球的颜色呢？认识颜色对于宝宝的情感构建和创造力的培养都是很重要的。

西红柿是红色的！

relaxation 放松

105

52

令宝宝舒服的音乐

宝宝开心的笑不仅能起到按摩肠道的作用，而且还可以使腹腔神经丛得到放松。

妈妈盘腿坐在宝宝后面，一边用指尖从上到下轻按宝宝的脊柱，一边唱："do-re-mi-fa-sol-la-si-do，挠挠背上的跳蚤喽。如果你早点挠挠哦，它不会爬那么高呦！"

腹腔神经丛：位于胸骨和肚脐之间，是宝宝重要的能量中心，有时也是积累压力的病灶。

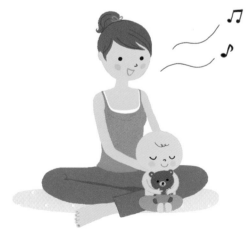

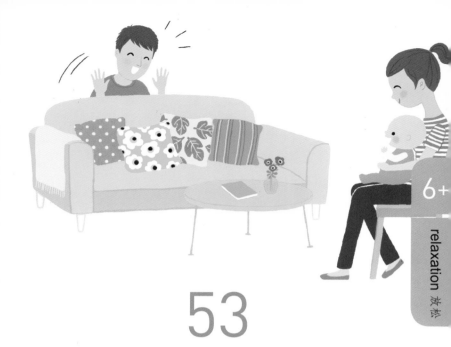

relaxation 放松

53

克服恐惧，培养宝宝的独立性

妈妈用丝巾遮住自己的脸，然后再出现在宝宝面前，玩的时候跟宝宝说："宝宝现在看不见妈妈，但是妈妈一直都在宝宝身边。"可以在房间里继续这个游戏，藏在桌子下面或是沙发后面，让宝宝仔细看他周围，同时跟他说："爸爸呢？听他的声音。就算宝宝现在看不见爸爸，爸爸一直都在呢！"

这个小游戏可以帮助宝宝克服恐惧，培养宝宝的独立性。

54

吃饭时讲的四季的故事

吃饭是宝宝探索世界的时候，他会仔细观察周围的东西并体验一些新的感觉。

妈妈可以在宝宝吃饭时给宝宝讲个小故事。先用粗重的声音说："我是冬天，我又冷又饿。胡萝卜、葱，嗯……它们都是我创造出来的，我要把它们吃掉！……"妈妈先模仿吃的津津有味的样子，再给宝宝喂一勺食物。然后睁大眼睛，向前伸着脖子，说："我是春天。我好渴啊，我先喝掉这些新鲜的水，然后再来尝尝这小份沙拉，还有漂亮的西葫芦……"

妈妈还可以接着讲其他季节的小故事，比如："我是夏天，我就像覆盆子一样清爽……"

这样，在吃饭的时候可以通过游戏的方式令宝宝放松，让他觉得吃饭也是一件有趣的事。

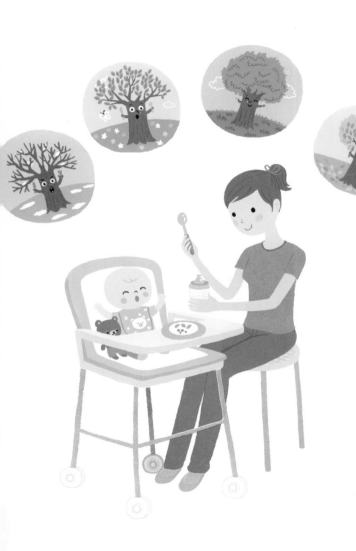

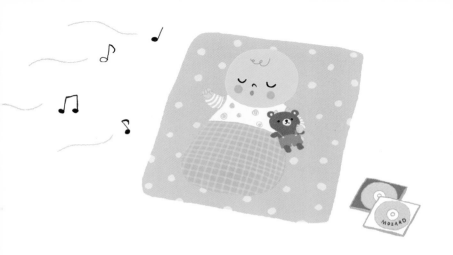

55

晚上的音乐

毫无疑问，音乐确实对睡眠有正面的作用。美国一个新生儿中心的研究结果表明，在宝宝入睡时辅以柔和的音乐，他会感到更放松，而且哇哇大哭的几率也会变小。所以，爸爸妈妈们都来变成音乐治疗师吧！

很简单地就可以编辑一段分三部分的乐曲：首先是一段欢乐的旋律，接着加上一首摇篮曲或是一段古典音乐（比如说莫扎特或是肖邦的乐曲），最后以波浪声或是风声为结尾。

56

哄宝宝睡觉

要让宝宝感觉睡觉就像是在天空遨游。

在宝宝的房间里最好不要只装一盏光线很强的灯，而是要准备好几个非直接光源。渐渐地降低光线的强度，并跟宝宝解释："太阳公公去睡觉了，你也应该睡觉觉了。"

在房间里留下一盏光线柔和的灯，它代表月亮，接替太阳继续保护宝宝。妈妈也可以在天花板上贴上一些夜光的小星星，它们可以令宝宝感到更安全，容易进入甜蜜的梦乡。

为了让宝宝在睡觉时不感到孤独，妈妈要告诉宝宝他睡着了就可以见到那些晚上才出现的小伙伴了，而且他的小熊和爸爸妈妈都在身边陪着他。

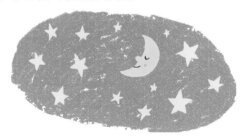

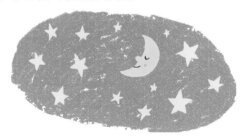

57

宝宝不再害怕黑夜

宝宝对于夜晚的恐惧大多来自于房子里的一些声音，而爸爸妈妈已经对这些声音习以为常了：木头吱吱嘎嘎、水管咕噜咕噜、百叶窗砰砰作响……告诉宝宝他住的房子是个"音乐家"！带着宝宝一起在房子里和花园里转一圈，一起听听开门时吱吱嘎嘎的声音、踩在地板上砰砰的响声、百叶窗拍击的声响……这样，宝宝对于声音的认知就会渐渐完善。

很早就学习熟悉声音的宝宝在以后能够更放松、更平静。

宝宝的听力将一直发育到 13 岁为止。妈妈要温和地启发宝宝听力的发育，让他去发现饱满的声音、空旷的声音、摩擦的声音、拨弦的声音（吉他）或是敲击的声音（钢琴）……

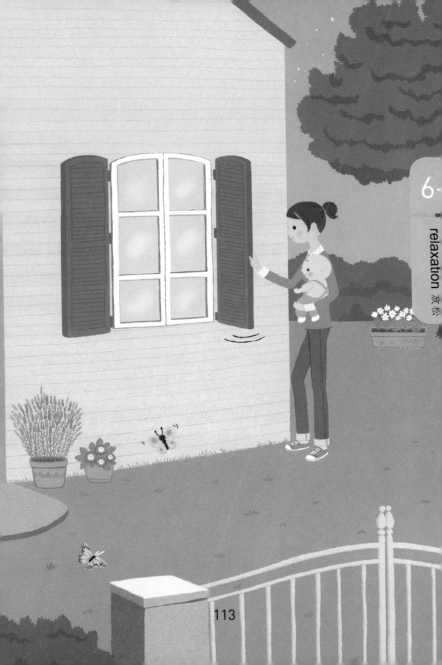

relaxation 放松

58

摇摇摆摆止住哭闹

如果宝宝很悲伤，哭了很久，妈妈要帮助宝宝控制情绪，平静心情，重拾笑容。

这项练习是基于人体自然的摇摆——只向两侧摇摆，摇摆可以自然地安抚宝宝。

妈妈和宝宝相对而坐，模仿小木偶，一边在宝宝面前转动双手，一边轻轻地唱歌。现在，开始小幅度地从左向右摇摆，然后再从右摇摆到左侧，同时双手合十放在胸口。加快摇摆的速度，然后手掌向上打开，微笑。逐渐加强摇摆的动作，牵起宝宝的手，让宝宝也摇起来。你会发现宝宝正对着你笑呢！

59

玻璃的声音建起空间的坐标

让宝宝舒服地躺在婴儿躺椅上。拿一个玻璃杯，在宝宝一只耳朵旁边用手指轻轻地弹一下玻璃杯，然后再在另一只耳朵边制造出同样的声音。如果宝宝的注意力追着声音走，那么继续在宝宝的背后弹玻璃杯。

辨认声音的方向有利于宝宝建立空间坐标。向宝宝解释你做的每一件事，什么都不要错过！

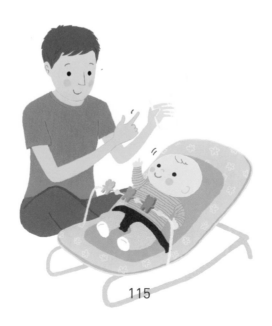

115

60

想象力的云彩

妈妈和宝宝一起躺在花园里、草地上或是沙滩上。妈妈牵着宝宝的小手，和宝宝一起看天空飘过的云彩。这朵云彩是不是像一只乌龟？妈妈想象一下，给宝宝讲讲这只小乌龟在空中穿过天际奔向太阳的故事。

观察天空和云彩是宝宝们很喜欢的一项放松活动。这是让宝宝呼吸新鲜空气、放松身体和发展想象力的好机会。

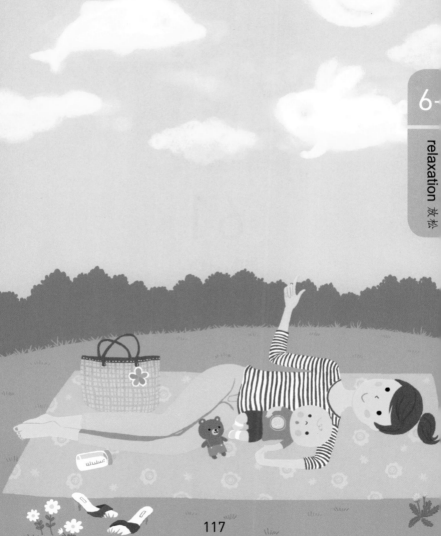

117

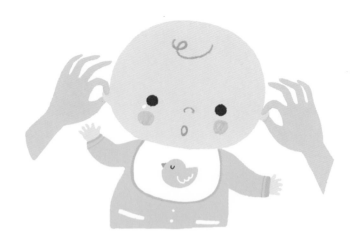

61

忧伤，再见!

当宝宝忧伤的时候，妈妈可以用手在他的脸上罩上一层温柔的看不见的面纱。这个面纱是有魔力的! 它可以叫忧伤走远，可以让宝宝的脸重获平静。

轻轻地拉宝宝的耳垂，按摩额头中部，在下巴上部轮刮嘴唇，轻抚宝宝的掌心，沿着嘴唇周围和眼睛周围轻轻按摩。

看，现在微笑就要听从魔法的命令重新出现在宝宝的脸上了!

62

愉快的佐餐游戏

用手指在饭桌上"弹钢琴"。

妈妈可以依次动大拇指、食指、中指……同时说："所/有/的/蔬/菜!"然后按相反顺序从小拇指到大拇指,同时说:"皎/洁/月/光/下。"等等。也可以换别的儿歌,比如《小老虎》或是《斑皮苹果》,也可以换只手来弹。

妈妈当然也可以自己编歌词,罗列一天发生的事情,宝宝将对这些充满创造力的手指操很感兴趣。

这是令宝宝愉快的佐餐游戏。

说明:文中举例的国外儿歌《小老虎》《斑皮苹果》可用国内儿歌《两只老虎》《宝宝吃饭》替代。歌词详见 P.195。

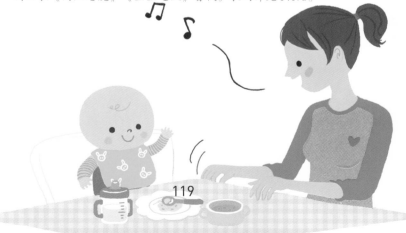

119

63

家庭体操

手足并用爬来爬去的宝宝是一个真正的火车头！

妈妈躺下，然后弓起身子，弓出一座桥，让宝宝可以在"桥"下通过。现在，妈妈俯卧，胳膊十字交叉：宝宝会爬到你的背上去。这时，妈妈缓缓地抬起臀部并把手臂向前伸直，背部弓成弧形。

注意宝宝的动作，"小火车头"会驶下小山，驶过你的头部，然后进站。

最后，妈妈面对宝宝盘腿坐好，让宝宝爬上妈妈的腿，钻进妈妈的怀抱，拥抱妈妈！

注意：做家庭体操时请量力而行，注意安全！

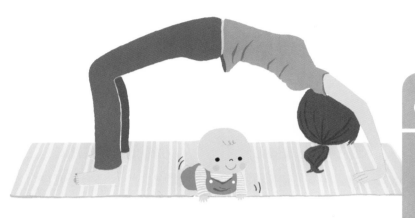

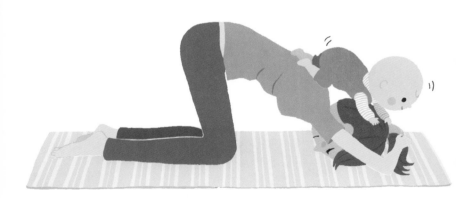

64

忘却忧伤的肥皂泡

在宝宝忧伤的时候，为了让宝宝摆脱压力，妈妈可以带着宝宝吹轻盈飘舞的肥皂泡。

买一瓶泡泡水（或是自制肥皂水），在宝宝身边安静地，对着宝宝脸的高度吹泡泡。当引起宝宝的注意力后，妈妈向宝宝解释说它的忧愁就在这些泡泡里，现在已经跟着泡泡飞到很远很远的地方去了……像泡泡一样轻盈多好啊！

通过可以看见的游戏教宝宝放松压力对宝宝的成长是很有利的。

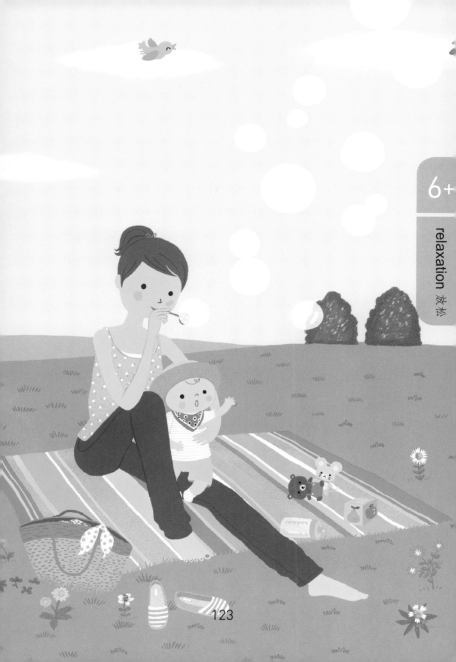

65

左手? 右手?

妈妈坐在宝宝的对面。向着宝宝的方向滚一个苹果。让宝宝接住这个苹果，并把它滚回来。然后滚一个柠檬。这个柠檬可以滚向任何方向，宝宝必须要移动才能拿到它。可以用别的常见物品，比如塑料杯或是玩具小汽车，来进行这个游戏。

宝宝的大脑将会记录很多新的具有启发意义的信息，例如方向、滚动的流畅性、转动的意义或是速度。而通过观察宝宝的反应，妈妈可以确定宝宝善于用左手还是右手！他有没有连续两次用同一只手来接滚过来的物品呢?

这个游戏可以锻炼宝宝的手眼协调能力，刺激大脑的发育。

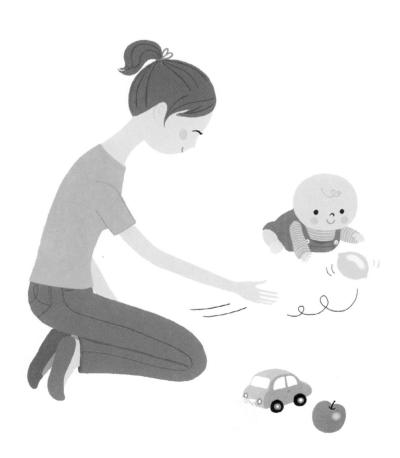

66

坐姿背部按摩

这个年龄的宝宝喜欢在爸爸妈妈的周围探索世界。

在给宝宝做背部按摩的同时，妈妈可以为宝宝准备一些小游戏：比如海绵球、认知触感书……这样，宝宝可以很容易地同时享受抚触的快感和学习的乐趣！如果你家的宝宝更喜欢卧姿按摩，那么就顺从他的意愿吧！

注意：在此按摩中，为了使你的手法可以充分展开，必须除去宝宝的尿布。

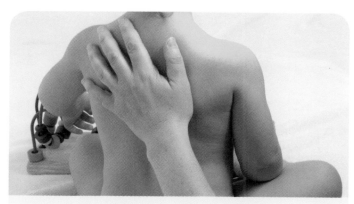

一只手从宝宝的肩部开始向下滑动，直到另一侧的臀部。

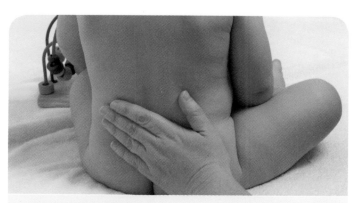

当你的手腕接触到了支撑面——床或桌子，水平转动你的手，继续向下滑动，直到宝宝的大腿部。换另一只手继续进行这个动作。

67

肩部放松按摩

肩部按摩实际上是按摩一块叫作"斜方肌"的肌肉。它从颈部下方延伸到肩部，再向下直到背部中间，形成了一个三角区。尽管小宝宝还不会发生肩部挛缩，妈妈还是可以开始给宝宝按摩这个成年人经常会很紧张的区域了。

注意：这个按摩手法不是很易学，要时刻注意宝宝的反应，不要捏疼宝宝。如果宝宝不喜欢这个按摩，可以停止一段时间。

斜方肌：是位于上背及中背的表层肌肉，并根据其肌纤维走向分成上、中、下三部分。

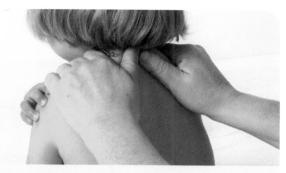

　　妈妈把拇指放在宝宝的肩胛骨，其他四根手指放在宝宝的锁骨部位（胸部上方的骨头）。用拇指画圈，同时其他手指的第一个关节向内扣紧。

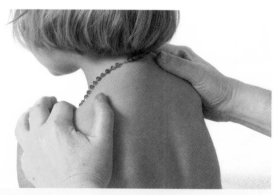

　　双手不要放松，沿着肩部向下继续按。妈妈也可以继续向下，一直按到宝宝胳膊上部，从颈部重新开始按摩。为了让手不要离开宝宝，先移动一只手，然后再移动另一只手。

68

腿部按摩

要对小宝宝进行坐姿腿部按摩，为了动作可以到达腿下部，需要把宝宝的腿轻轻抬起。但是要注意，不要把腿抬起得太高，以防宝宝失去平衡而跌倒。

准备一些靠垫稳住宝宝，而且宝宝向后倒时靠垫也可以保护宝宝。

按摩动作可以从大腿根部到足部，也可以按相反的方向进行，按摩的方向不重要，因为宝宝在这个年龄，静脉循环很顺畅。用双手同时按摩，这样会产生一个轻微的牵引力，破坏宝宝原本的平衡，而宝宝在按摩过程中会做出相应的反应来保持平衡。

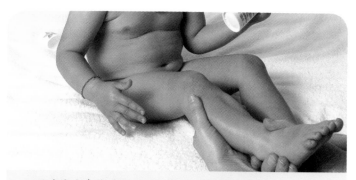

　　让宝宝坐在你对面。张开手，把手掌轻轻放到宝宝大腿下面最靠近髋骨的部位。向下一直按摩到脚踝，可以一直沿着腿后侧向下滑动，也可以一边从腿后侧向前转动手掌，一边向下移动。

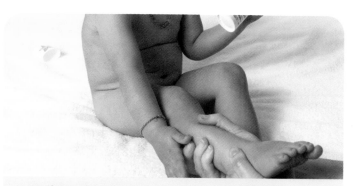

　　当第一只手按到了膝盖，另一只手从大腿开始按起，这样可以保证按摩的动作流畅衔接。你也可以向上，一直按到大腿根部。

131

69

足部按摩

如果宝宝喜欢腿部按摩，那么就继续给他做足部按摩。为了让按摩更容易进行，让宝宝靠在坐垫上。这样，宝宝就会保持半坐的姿势，就像坐在婴儿躺椅上一样。

这个姿势可以让宝宝的膝盖在按摩中弯曲，令按摩更容易完成。别犹豫，要按到脚的各个部分，足面、足底、侧部都要按到。只要按了就能使宝宝更放松，促进宝宝生长发育，给宝宝身体健康带来莫大的帮助。

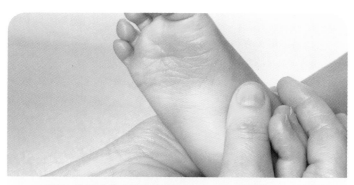

　　妈妈把手掌放在宝宝脚踝的两侧，一只手从脚面，一只手从脚底向宝宝的脚趾滑动。反复进行此动作。

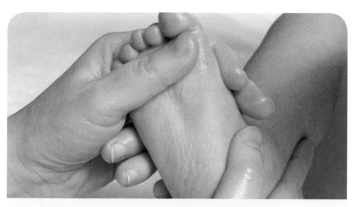

　　接着，妈妈可以用拇指，还有手掌按摩宝宝的脚丫，半岁以上的宝宝的小脚丫已经够大，可以用手掌按摩了。

133

70

手臂按摩

在进行手臂按摩的时候，妈妈会对宝宝施加一个拖拽的力道，在放开宝宝的手之前，妈妈应该逐渐减弱这个拖拽力，以防宝宝向后跌倒。

妈妈每次都应该用双手按摩单只手臂。

即使妈妈环绕手臂按摩，也要保证一直用手掌按摩。

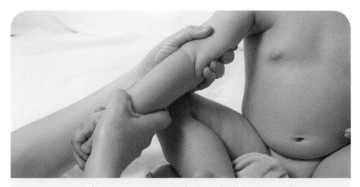

　　妈妈把手掌打开，轻轻地放在宝宝手臂上尽可能靠近腋下的部位。环绕手臂，向下按压，直到手腕，同时对宝宝施加一个轻微的拖拽力，使宝宝的肘关节可以完全伸展。

　　妈妈的双手可以环绕手臂转动按压，以确保可以按摩到各个不同的部位。

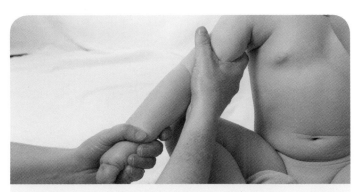

　　当妈妈的一只手按摩到肘关节附近，另一只手可以从肩部开始按摩，直到手腕。

12+

12月龄+

从一岁起，宝宝的运动机能和自主性都开始快速增长。这个阶段，宝宝会变成一个小小探险家，发现在爸爸妈妈之外还存在着另一个世界。

爸爸妈妈的支持和那些温馨的亲子相处时光将会使宝宝获得健康快乐成长不可或缺的安全感。

给宝宝按摩时，可以经常变换手法，也可以自己发明一些手法，爸爸妈妈要有创新精神啊！

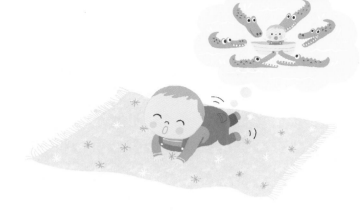

71

运动宝宝的中轴线

为了促进宝宝健康成长，妈妈应该让宝宝做体操。

在光滑的地板（木地板或地砖）上放一块小毯子，让宝宝趴在毯子上。妈妈也用同样的姿势趴在宝宝身旁。然后告诉宝宝，你们现在身处一个鳄鱼池中的小船上："快，赶紧逃跑！"妈妈的身体动起来，宝宝会模仿妈妈的动作，和小毯子一起在地板上滑动。

这样可以让宝宝在游戏中运动腿——盆骨——脊椎——颈部这条身体的中轴线。

relaxation 放松

137

72

发展表现力的图画

妈妈用食指在宝宝的小肚子上画一个圆圈、方块、字母、太阳、云彩或是大海。然后转换角色，让宝宝在妈妈的肚子上、背上、手上发挥自己的图形想象力。

这个练习可以很好地让宝宝集中精力，并发展宝宝的表现力。

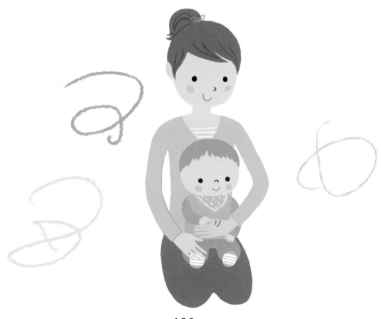

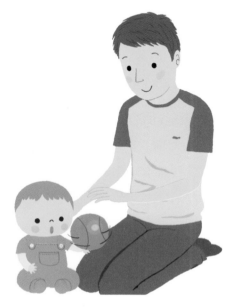

73

柔软的海绵球

妈妈和宝宝一起玩海绵球，让球在宝宝的小脚下和小手中转动，先慢慢转，然后越转越快。让球接触宝宝整个脚掌和手掌，把每个穴位都调动起来。

你的"杂技小学徒"将会感到非常放松！

139

74

跷跷板运动宝宝的盆骨和腿骨

妈妈坐在宝宝对面，拉住宝宝的小手，双脚分开，抵住宝宝的小脚。跷跷板开动了！

妈妈向后仰，并拉着宝宝随着自己一起动。宝宝的胸部就会向前倾，而且盆骨和腿骨也会得到运动。然后轮到宝宝拉着妈妈向他倾过来。

注意：脚不要离地！接着向两侧倾斜，做同样的运动。一直保持同样的节奏。

这些运动可以运动宝宝的盆骨和腿骨，并使宝宝放松。

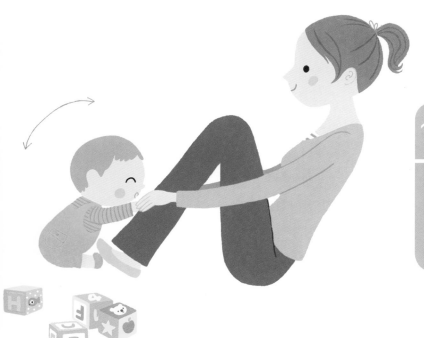

75

让宝宝深度放松的游戏

　　妈妈躺在宝宝旁边，双臂放在身体两侧，并让宝宝和你做一样的动作。"这个小乌龟四脚朝天要干什么呢？它必须回到大海里去！"抬起一只手臂并吸气，然后放下手臂，呼气。用另一只手臂重复以上动作。然后抬起双膝向胸部靠拢，并吸气；放下双膝，呼气。接着双手抱膝，背部弯曲，前后摇晃。跟宝宝说："小乌龟的姿势不对啊！那让它变成小海星吧？"

　　妈妈重新平躺，双臂放在身体两侧。小海星缓缓打开双腿，同时吸气；然后呼气并拢双腿。手臂也做同样的动作。接着双臂和双腿同时打开，吸气；再并拢，呼气。你们很快就会真的感觉越来越接近大海了，海星妈妈跟宝宝说："哦！我知道怎么回到水里去了。"

　　经常重复这一系列游戏，宝宝很快就会学会怎样深度放松。

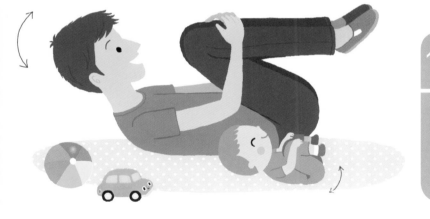

relaxation 放松

76

"妈妈，色彩在对我说话！"

每个季节都蕴含着无数神奇的颜色，宝宝很乐意和妈妈一起去发现这些颜色。

带宝宝一起去黄色的油菜花、红色的虞美人、绿色的燕麦田和金黄的小麦田中散步。

及早唤醒宝宝对一系列色彩的认识是很重要的。色彩对宝宝的心理状态、精神状态，有时甚至是身体状态都有很大的影响。

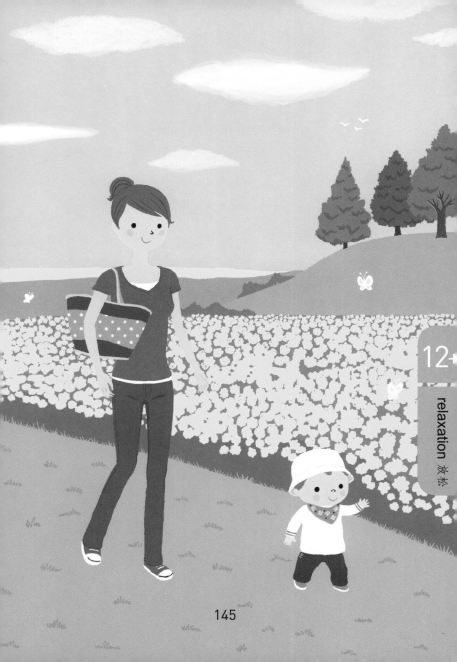

12+

relaxation 放松

77

小火车培养宝宝的自信心

妈妈像小鸭子一样跪在地上，让宝宝抓着你的衣服，站在你后面。用火车运行的节奏前进，并唱："呜，呜，呜，小火车。"然后转身！现在是妈妈抓着宝宝的衣服，跟着宝宝的节奏前进。

这个游戏会让宝宝在走动和发现空间这些活动中更有自信。让"小火车"开到各个房间中，并告诉他这是哪儿！

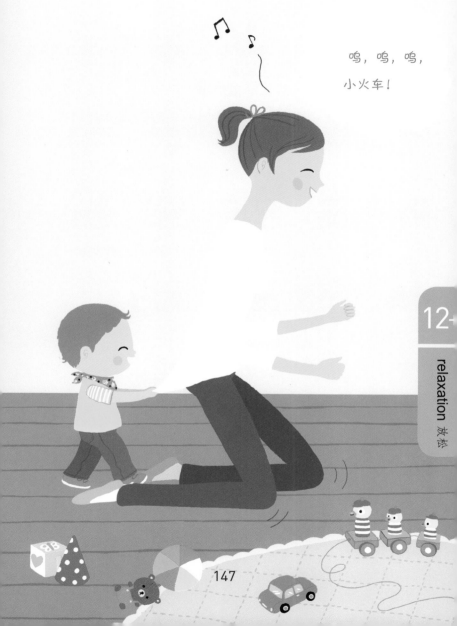

呜，呜，呜，
小火车！

78

睡前故事

下面是一则睡前故事，妈妈可以用越来越低的声音讲给宝宝听。

"在一个美丽的夏夜，太阳公公就要下山了。他说：'哦！我好困……我要睡着了！'（夸张地打哈欠！）美丽的小燕子已经飞了很久，现在也要飞回舒服的窝里了，它说：'我好困啊！该睡觉了'（深呼吸，伸懒腰。）这时，小鹿躺在厚厚的草垫上说：'嗯，我的床真舒服！现在开始睡觉了，我好幸福啊'（妈妈头侧向一边，靠在合十的双手上）。

然后，小松鼠半睡半醒着说：'啊！打个哈欠，真困啊。哦！夜晚多么美妙'（揉揉眼睛，重新打个哈欠。）

最后，天鹅也要睡觉了（向前沉沉地低下头，双手握拳放在胸前，就像胎儿的姿势一样）。嘘……现在，所有的小动物都睡觉了。（闭上眼睛，调暗灯光。）"

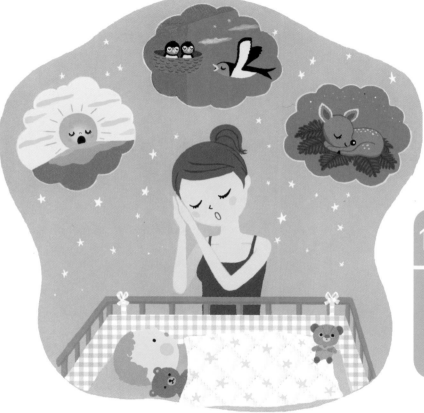

149

79

加强宝宝身体的柔韧性

当宝宝站着的时候，他经常会自然地屈膝，就像要练习弹跳一样。等宝宝已经可以站得很稳了，妈妈让宝宝模仿自己随着节奏一点一点地屈膝，同时双臂向前举起。屈膝，抬双臂！鼓励宝宝流畅连贯地完成这一系列动作，这有利于加强他的柔韧性！

做动作的同时，可以发出一些声音，比如："ma（吗）""pa（啪）""peu（啵）""teu（嘚）"等。

这个游戏可以有效地让过度兴奋的宝宝平静下来。

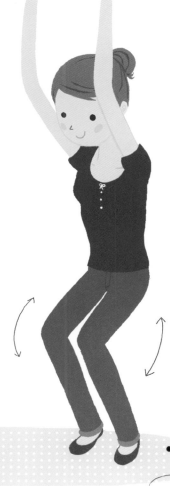

80

从肩部到足部的按摩

从宝宝大约一岁开始，已经不再适合在襁褓桌上做按摩了。爸爸妈妈的床或是放在地板上的瑜伽垫都是更好的选择。

让宝宝俯卧，妈妈可以根据自己的喜好，站在宝宝的脚边、头侧或是身体两侧。根据妈妈所处的位置不同，按摩的手感和力道的大小也将稍有不同。

这个按摩手法的特点在于可以用一个动作从头部按摩到足部，让宝宝对自己的身体有个整体的概念。

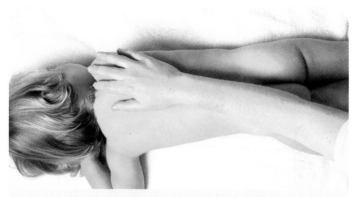

让宝宝俯卧。妈妈打开手掌，指头放松，让手从宝宝的肩部缓缓滑动到脚趾。

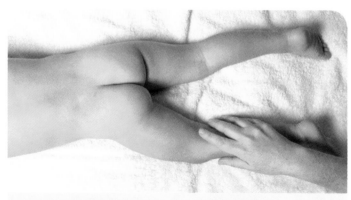

当一只手按摩到脚趾后，另一只手用同样的动作，从另一边的肩头开始向下按。

81

指腹耙式按压

这种按摩手法需要用指腹来进行。按压的力道可大可小。拇指是唯一不用施力的手指。如果按压的力道比较小，耙式按摩就会和挠痒痒一样，让宝宝全身舒服地打颤。如果按压的力道较大，就必须要放慢节奏。

一定要一直顺着一个方向按：如果妈妈在宝宝的足部下方，那么就顺着他的脊椎向下按，不要再反向按上去。相反，如果妈妈在宝宝的头上方，那么就在宝宝的背部从下往上按。

这个按摩手法一般适用于脊柱旁边的肌肉，但是妈妈也可以用此手法为宝宝按肩膀、胳膊或是大腿……

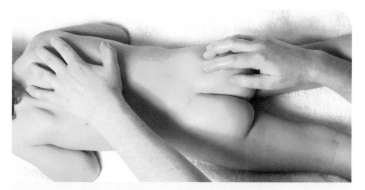

　　妈妈手指分开成耙状，一只手从宝宝的肩部开始用合适的力道向下按压，直到宝宝的骶骨。

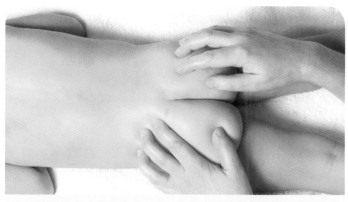

　　然后另一只手也开始向下按，同时第一只手从空中回到初始位置。

82

侧位背部按摩

妈妈待在宝宝的一侧，双手伸平，手指放松。

根据自己的感觉拿捏按摩的力道。为了避免宝宝皮下发热，如果妈妈要加重按摩的力道，就要相应地减缓按摩速度。妈妈可以让按摩范围尽可能延伸到两肋外侧。

如果增大动作幅度，那么注意一定要坚持把动作做到位，让这个按摩动作可以涵盖整个背部。

经常进行侧位背部按摩，有利于宝宝的骨骼发展，增强宝宝脊椎的灵活性。

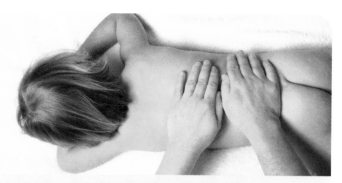

　　妈妈把双手伸平放在宝宝肩胛骨高度的脊柱上。一只手慢慢向自己的方向滑动，另一只手向另一侧滑动。

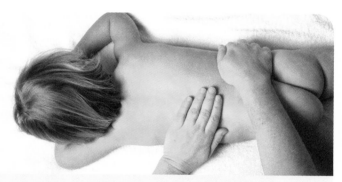

　　移动位置继续向下按，一直按到宝宝的盆骨。妈妈可以接着再从背部下方往上按。从脊柱往两侧移动时要施力，而从两侧回来时，力道要相对柔和。

　　当妈妈按压到肋部时，转动手腕，使手和身体两侧平行。然后接着按相反的路径往回按。

83

骶骨按摩

骶骨区域对于身体放松非常重要。

妈妈可以在给宝宝做过背部整体按摩后，或是宝宝有点烦躁不安的时候，给宝宝做这个按摩。一般来说，这个按摩可以有效地令宝宝安心并平静下来。

想象宝宝的腰眼和股沟构成了一个三角区。妈妈按摩这个三角区时，宝宝会放松，感到很安全。在某种程度上说，这是宝宝的"基本安全感"区。

在开始按摩前，用手勾画数次前面说的三角区的轮廓：从脊柱开始水平向腰眼按，然后两手斜向下，汇于股沟上缘（最多勾画三次）。

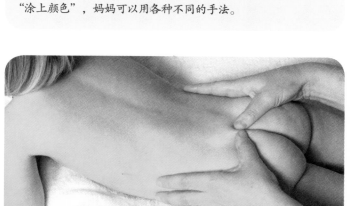

用拇指像要涂色一样按压整个三角区。为了要给整个三角区"涂上颜色"，妈妈可以用各种不同的手法。

可以用拇指竖直地从三角区的顶点开始向底边（腰眼和脊柱的连线）按压。也可以在三角区的两侧对称地画圈。

159

84

8字形按摩

为了让按摩手法更流畅，先拿一张纸在上面画个大大的"8"。手掌向下，把手放在8字的交叉点。移动时，手的方向基本不变。练习时，妈妈可以照着图，左手向右下方划，右手向左上方划。按照图上的8字移动双手，直到双手重新相遇。然后接着照着8字移动双手。右手划向右上方，左手划向左下方。

妈妈可以在自己的大腿上练习。这个动作学起来比较枯燥，但是当你掌握了动作要领，按此方法按摩，宝宝会觉得很舒服。在按摩时妈妈也可以划横8字——从脊柱上方向盆骨的方向按。

8字形的手势代表无尽的循环，这个按摩手法很有安抚的效果，而且会让宝宝能量充沛。一般宝宝都很喜欢8字形按摩。

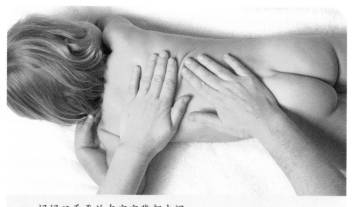

妈妈双手平放在宝宝背部中间。

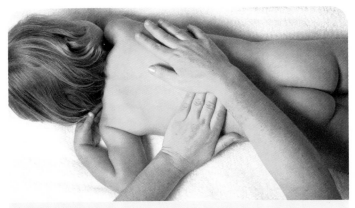

双手逐渐分开，一只手往上按，一只手往下走。

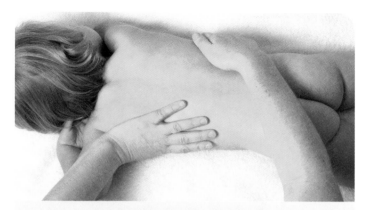

双手继续往身体两侧走，8字要划完整，然后双手又在背部中间会合。

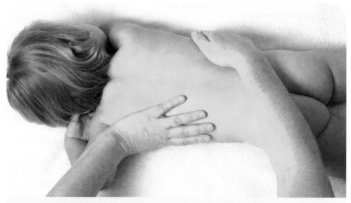

接着向相反方向分开。妈妈可以根据自己的意愿决定按摩的时间长度。

massage 按摩

85

脊柱按摩

这个按摩动作绝对没有任何危险！

可以微微地拉长宝宝的脊柱，并能使脊柱放松。一只手保持缓慢的节奏用较大的力道沿着脊柱向上按，另一只手施加一个固定的力道把骶骨轻轻地向下推。妈妈可以移动重心以便轻松地施力。在手沿着脊柱向上按的同时，上半身也逐渐向上移动。

如果宝宝使劲挥舞手脚或是要避开妈妈的手，那说明他不喜欢这个按摩。这样的话，妈妈就不要坚持一定要做这项按摩，可以过一段时间以后再试试宝宝能不能接受。

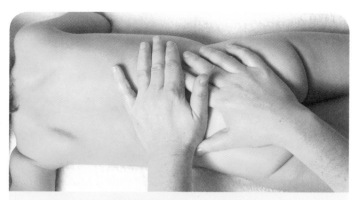

妈妈一只手放在骶骨（腰椎和尾骨之间）上，另一只手挨着第一只手放在宝宝背上。

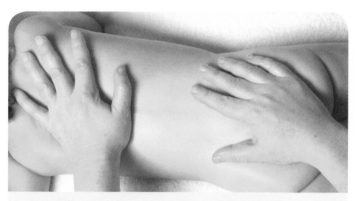

用放在宝宝背部下方的那只手施加一个向足部方向的压力。另一只手的手掌用相当大的力道向上按摩，就像是要拉长脊柱一样。

86

钟摆式按摩

众所周知，摇晃对宝宝有很强的安抚作用。

当宝宝长大一点，妈妈可以为他做钟摆式按摩，这样会使他全身的肌肉放松。钟摆式按摩要采取一定的节奏和摆幅，让宝宝重新感受在子宫里漂浮的感觉。

妈妈要知道按摩的节奏和摆幅合不合适，取决于自己是否也感到放松平静。

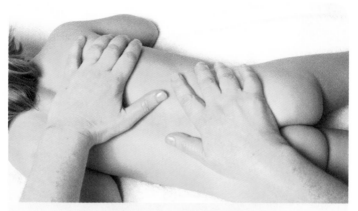

一只手平放在骶骨上，另一只手放在肩部。

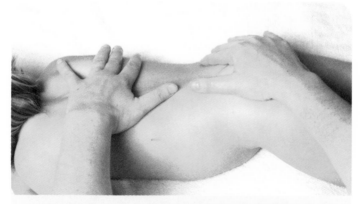

用双手推动宝宝进行前后摇晃的钟摆运动。按摩的动作要快，摆幅要小。

87

臀部按摩

这个按摩动作可以塑造体形。

在非洲，妈妈经常按摩女孩的臀部，把臀部向上托，以达到塑形的效果。

在这个按摩中，也可以按髋部的肌肉。宝宝学习爬行和站立的时候，总会调动髋部的肌肉。

最好用手掌进行此项按摩，注意按摩时不要把宝宝的臀部向外分开，因为这样宝宝会不舒服。

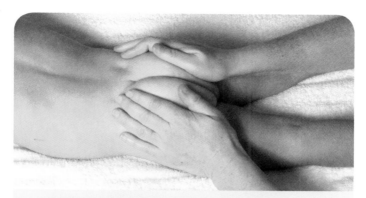

妈妈把手放在宝宝的臀部，双手不要移动位置向内侧按压，这样宝宝臀部的肌肉群也会趋向内侧。

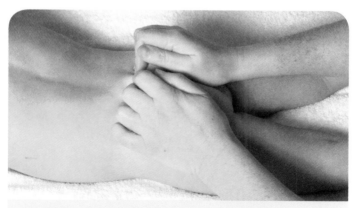

保持这个姿势，手掌顺着手指的方向向上推按。

88

拳头按摩法

在开始用拳头按摩前，先让手轻轻"滑过"宝宝的整个腿部。这种方法可以称为"轻柔抚触"，妈妈按照自己喜欢的方向进行。相信自己，总能找到最适合宝宝的方向。

然后就可以进行拳头按摩了。握紧拳头，逐渐增加按摩的力道，通过转动手腕来改变着力点。从小腿肚到大腿上部要一次完成转动手腕的动作。

注意：膝盖后部分布着腿部的血管神经群，不能使劲按压，所以在这个位置要放缓按摩的力道。

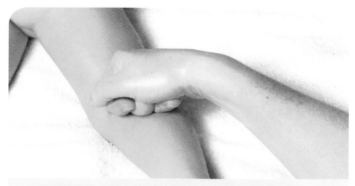

妈妈手握拳，从宝宝的跟腱开始向上按摩，直到膝盖。

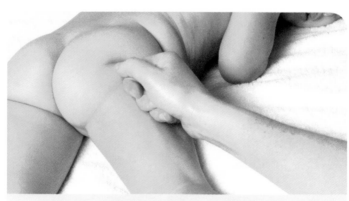

接着按摩大腿，握拳按向大腿外侧，直至臀部。换只手，继续按。

89

按捏大腿

这个按摩手法需要练习，有点像在揉做披萨的面团！开始练习的时候不用移动位置。

这个按捏手法可以用在很多身体部位，但是学习手法时，大腿是最方便的。妈妈要待在宝宝被按摩部位的侧面。双手的整个表面要接触宝宝的大腿。这样宝宝的腿部肌肉才能得到完全的放松。

在给宝宝按摩之前，妈妈要先花时间做以下两个练习：手指伸直、趋向手掌，使整个手成钳状。就是要用这个钳状的手势来按捏。如果妈妈弯曲手指，有可能会捏疼宝宝。接着，妈妈在自己的大腿上练习用钳状的手势进行按捏。

开始时，双手同时进行，之后交替进行。

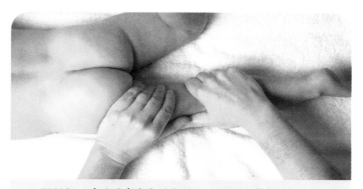

　　妈妈把双手放置在宝宝的大腿上，用一只手向上提拉宝宝腿部的肌肉，不要放松力道。

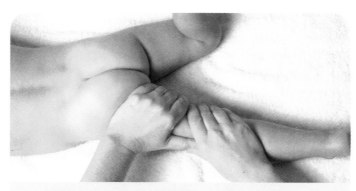

　　先把宝宝大腿的肌肉群向外侧按压，然后再向里侧按压。

　　当妈妈掌握用双手对称地进行这个按压动作的时候，可以双手同时按摩：一只手把肌肉群向外侧按，另一只手向里侧按。

90

腿肚按摩

为了能够更容易地按摩小腿肚上的肌肉，妈妈可以在宝宝的脚踝下垫个靠垫或是让宝宝的脚搭在自己的胸部。这个姿势会使肌肉自然收缩变短，更方便按摩。

这个区域非常重要，因为小腿肚的肌肉会以肌肉紧张的方式储存身体的压力。当宝宝在托儿所或是保姆家度过了糟糕的一天，妈妈就可以为他按摩腿肚上的肌肉来释放压力，宝宝第二天就可以好好地重新出发了。

妈妈也可以用拇指和食指专门按摩宝宝的跟腱。

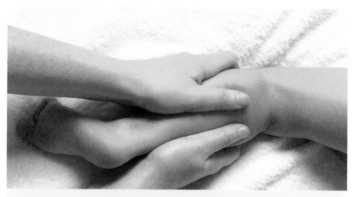

　　妈妈把双手放在宝宝的膝盖弯。拇指在中间，手掌接触小腿
肚两侧。

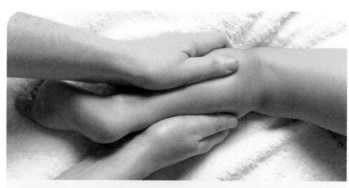

　　用一定的力道让拇指向外侧滑动。放松力道，轻轻地重新回
到腿肚中间。逐渐向跟腱推进。

91

十字按摩法（肩部 / 足部）

宝宝仰卧，妈妈待在宝宝侧面。

这个按摩会产生包覆的感觉，妈妈可以施加一定的力道。开始时用手掌按压，在双手交叉要按相反的部位（比如从肩部到足部）时，可以根据自己的意愿，使用前臂辅助按摩。使用前臂会令宝宝产生被包覆的感觉，他会觉得很舒服。

注意：不要整个人都"倒在"宝宝身上，这样会令他产生一种快要窒息的感觉。

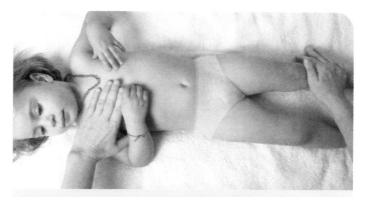

一只手放在肩部，另一只手放在另一边的足部。让两只手逐渐靠近，在肚脐附近相遇。

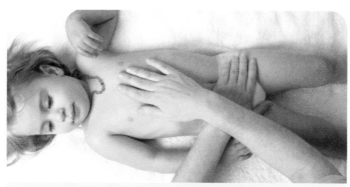

当双手在肚脐附近相遇后，转动手腕，让双手在另一个对角线上按压，最后双手通过相反的路径回到出发点。

从另一侧的肩部和足部开始，做相同的动作。

92

放松按摩

开始只是简单沿着肋骨下缘滑动。经过一些练习之后，可以用拇指在肋骨下方按摩。如果宝宝敏感或是紧张，这个肋下按摩有可能让宝宝觉得不舒服。注意观察宝宝的面部，如果他有不舒服的表情，就以后再做这个按摩。

这个动作是从一个叫作"腹腔神经丛"的区域开始的。这个区域非常重要，如果感到紧张或是生气，它经常会疼痛。所以，按摩这个点有利于维持宝宝的心理情感平衡。

通常，这个按摩是按照顺时针方向进行的，可以聚集能量。

注意：按摩的力道要轻柔。

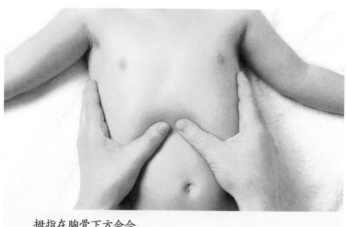

拇指在胸骨下方会合。

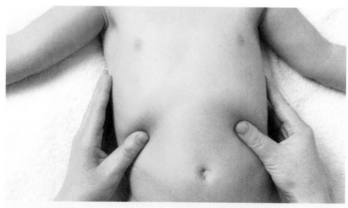

拇指从肋骨下方一直轻轻按压到身体两侧。重复数次该动作。

93

滚动胳膊

宝宝仰卧，胳膊与身体稍稍分开。

这个按摩会让人想到把面团揉成圆条的动作。妈妈的手指要伸直，让宝宝的胳膊可以滚动。宝宝的手掌本来是向上的，滚动后会变成向床张开。

通过这个按摩，宝宝可以放松肌肉，并能更灵活地做一些动作。

滚动按摩的速度可快可慢。观察宝宝的反应，找到最适合他的节奏。

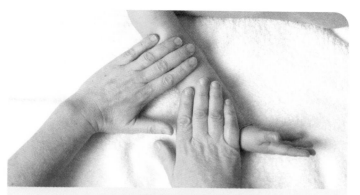

妈妈把双手放在宝宝胳膊上靠近肩膀的位置。手指伸直，向宝宝的肋侧方向运动，然后再回收，直到手指接触到宝宝的胳膊。

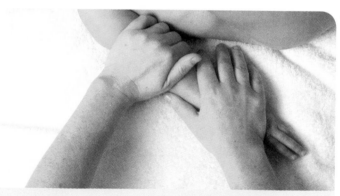

继续滚动宝宝的胳膊，按摩的动作逐渐向宝宝手的方向扩展。

18+

18月龄+

宝宝会走路以后就越来越有自主性了。他现在已经成了一个真正的"小人儿"。但是他还是很需要爸爸妈妈的陪伴所给予的安全感。

关注宝宝，温柔地进行一些互动都可以让宝宝获得这种情感上的安全感。放松游戏，亲子相处时光和按摩可以帮助宝宝疏导他充沛的精力。

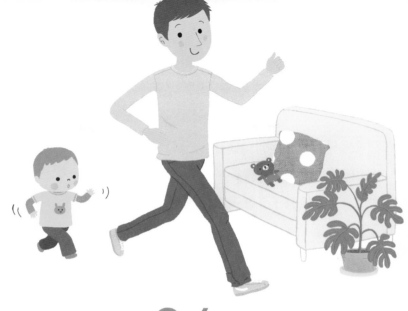

94

缓慢前进了解自己的运动能力

宝宝很喜欢探索快速和慢速！

当宝宝走得很稳的时候，妈妈可以在他旁边和他一起用正常的速度走向沙发，然后突然变慢速度——慢得很夸张。分解每个动作：脚后跟着地，接着脚底着地，然后跟上手臂的动作。

通过模仿，宝宝将会记住这个走路的动作，并更加了解自己的运动能力。

18+

relaxation 放松

95

动物放松法

拉伸脊柱、柔韧骨盆、放松眼部肌肉，这一系列动作将会使宝宝平静，并能令他觉得有趣！

像小鸭子一样走路，并"嘎嘎"叫！

肚子朝下趴着，像水蛇一样扭动，并发出"嘶嘶"声！

像猫咪一样伸着脖子，手脚并用地缓慢爬行，并"喵喵"叫！

学骏马奔驰，并发出"吁……"的声音！

学袋鼠一样站立着双脚并拢向前跳，并"呼吧呼吧"叫！

像熊一样用脚拍打地面，发出"嗒嗒"的声音！

把脖子使劲向上伸，模仿长颈鹿吃叶子的动作！

模仿大象把脖子向后伸！

模仿公牛把脖子向前倾！

像大猩猩一样挠挠自己胳膊下面，敲打自己的胸前！

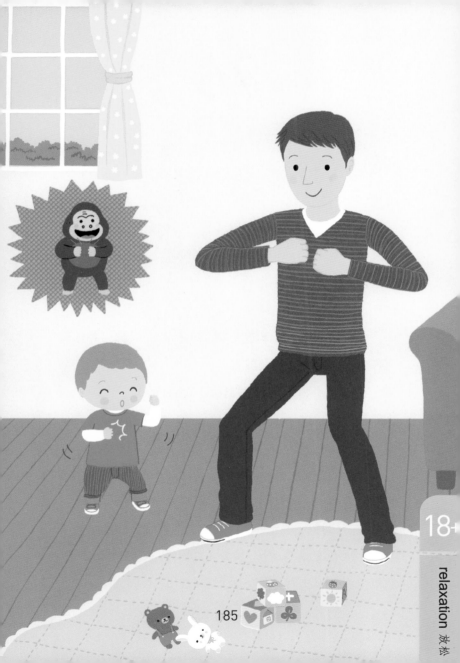

18+

96

关节体操

通过模仿，宝宝很快就能学会。

妈妈坐在宝宝对面，和他玩"软绵绵的小熊普卢姆"游戏。

"小熊普卢姆，小手软绵绵。（妈妈把手在宝宝面前扭动，并让宝宝也做一样的动作。）

小熊普卢姆，手指软绵绵。（慢慢地握紧拳头，再打开，并摇摇手指。）

小熊普卢姆，小脚软绵绵。（抬起一只脚，并让脚向各个方向转动，活动踝骨。）

但是普卢姆，脚趾很强悍。（绷紧足尖，再放松。）小熊普卢姆，讲话歪着头。（先把头向右歪，再向左，向前，向后。）

小熊普卢姆，肩膀松垮垮。（抬高一边肩膀，放下；另一只肩膀也一样。）小熊普卢姆，走路慢悠悠。（站着，髋部向一边摇摆，接着向另一边摇摆，然后向前，向后。）"

经常重复这些动作，这是一套真正活动关节的体操。它可以有效解决对关节灵活非常有害的神经性抽搐。

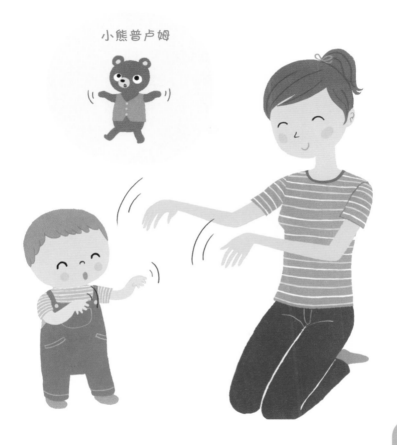

小熊普卢姆

97

让自然走进宝宝的房间

妈妈可以用指头碾碎罗勒、龙蒿、迷迭香、香菜、薄荷的叶子或是橘子、橙子、柠檬的皮。让宝宝闻每种味道，有时也可以同时讲个小故事。

"橙子夫人决定给薄荷先生作伴……他们在一起多好啊！"

带领宝宝晾干葡萄柚皮、松树皮、香草荚果、肉桂棒……做一小杯自然的香水，可以让他放在自己的房间。

这是一个很好的让自然走进房间的方法！

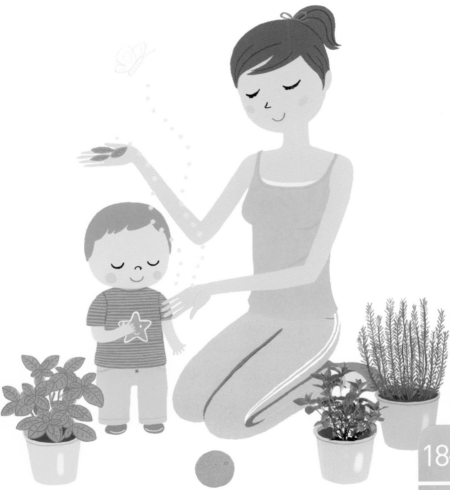

189

98

用手影戏哄宝宝睡觉

当宝宝睡不着的时候，在离墙一米远的地方放一盏灯，给他表演手影戏。

比如，可以编一个小兔子遇到老鹰的故事。

夹紧拇指和食指，同时竖起中指和无名指（小兔子的耳朵）来表演小兔子（小可怜）。突然老鹰（危险）来了！妈妈把双手手掌转向自己的方向，指头分开，两个拇指勾住，振动翅膀，就可以表演老鹰了。老鹰会吃掉小兔子吗？没有！因为第二只兔兄弟来帮忙了（表演两只兔子）！最后，蜘蛛来了……嘟嘟嚷嚷地发牢骚，因为他想睡觉！表演蜘蛛很简单，只要抬起手腕，所有手指伸直向前进就行了。

宝宝很有可能要跟每个人物讲话。让他参与进来，表达自己的想法，清空他的焦虑，最后好好地爱抚宝宝！

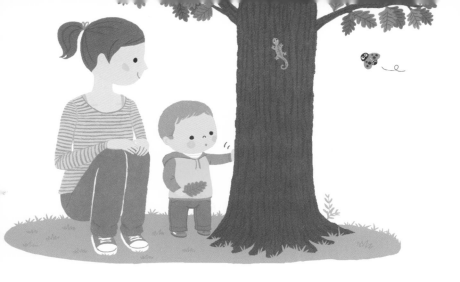

99

大自然中的小手培养宝宝表达感觉的能力

让宝宝摸一摸橡树粗糙的树皮、桦树光滑的树皮、玫瑰像天鹅绒一样的花瓣、蒲公英的花冠、坚硬的岩石、柔顺的野草、小河中清冽的河水，还有湿润的土地，问问他有什么感觉："舒服吗？不安吗？有趣吗？"

通过这种方法可以有效地发展宝宝的各种感觉和他表达感觉的能力。

18-

relaxation 放松

100

橡皮泥发泄球快速释放压力

在宝宝的玩具柜里准备一些橡皮泥或是黏土。当宝宝非常生气的时候，和他一起揉揉黏土来释放怒气！

妈妈把橡皮泥捏成一些小球，放在自己和宝宝中间，然后用尽力气把它们压扁！宝宝会模仿妈妈，用这种方法释放自己的紧张情绪。换个手，把两个球混合成一个"发泄球"。向宝宝做个鬼脸，用你的面部表情告诉宝宝你已经排出了怒气，并声音重重地吐气。

当宝宝开始平静下来的时候，把这些"发泄球"捏成有趣的东西，跟宝宝说："好了！怒气走了，它的位置被这只有趣的小蜗牛代替啦！"

不用模具和辅助工具，直接用手玩橡皮泥有利于宝宝放松压力，并能在很大程度上减弱他的好斗性。

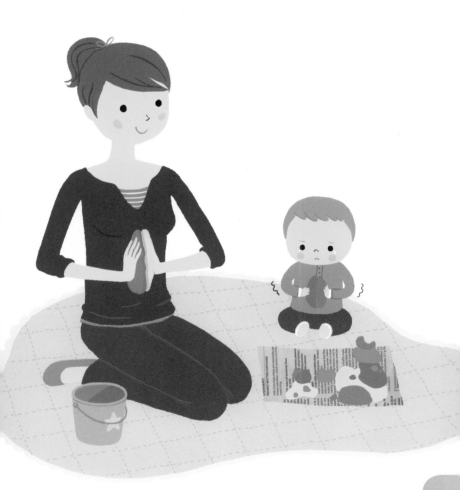

18-

relaxation 放松

附录

本书运用的法国音乐作品较为难找，为了不影响阅读效果，编辑特别备注了国内可供替换的音乐作品。

◎曲目

《宝宝睡着了》P.13

星星睡了，月亮睡了，天上的白云不动了。虫儿不叫了，小鸟不飞了，小宝宝呀睡着了。

《月亮伴我入梦乡》P.18

摇床，轻轻晃，小星星，挂天上。妈妈唱着催眠曲，月亮伴我入梦乡。

《宝宝睡觉觉》P.18

小风轻轻吹，小鸟低低叫，小狗慢慢跑，小猫偷偷笑，屋里静悄悄，宝宝睡觉觉。

《摇篮曲》P.18

睡吧睡吧，我亲爱的宝贝，妈妈的臂弯轻轻环着你，风已经不吹，树叶也不摇，宝宝快睡觉，宝宝睡着了……

《排排坐》P.103

排排坐啊吃果果，你一个来，我一个，大家快乐，笑呵呵。

《光脚板》P.103

光脚板，踩田坎，踩个窝窝做饭碗。光脚板，踩田坎，踩个坑坑当小船。光脚板，踩田坎，踩个洞洞种大蒜。

《点点虫》P.103

点点虫，虫会爬。点点鸟，鸟会飞。点点鸡，鸡会啼。点点猫，猫捉老鼠吱吱吱吱吱。

《宝宝吃饭》P.119

好宝宝，吃饭了。小饭碗，手扶好，小勺子，快拿好。绿青菜，红大虾，啊呜啊呜吃个饱。

《两只老虎》P.119

两只老虎，两只老虎，跑得快！跑得快！一只没有耳朵，一只没有尾巴，真奇怪！真奇怪！

补充信息

本书所有例举的国内流行儿歌由许沁老师整理推荐。

许沁：浙江省交通厅幼儿园高级教师，具有丰富的幼教经验。曾在 2011 年获得杭州市西湖区第十三届教坛新秀荣誉称号。"小学进行时——大班《我要上小学了》"主题周计划审议获杭州市西湖区主题审议案例评优三等奖。2009 年，发表论文《倾听"音乐之声"——中班幼儿音乐节奏感的培养》，刊登于《幼儿教育》杂志 2009 第 6 期。2008 年，《做好"旁观者"——解决幼儿间争执的几点思考》获杭州市西湖区案例评优二等奖。

图书在版编目（CIP）数据

妈妈抱抱 ／（法）迪德里希斯，（法）德拉戈著；韦群，
赵玥译. —南京：译林出版社，2016.3
ISBN 978-7-5447-5132-2

Ⅰ.①妈… Ⅱ.①迪… ②德… ③韦… ④赵… Ⅲ.①婴幼儿
-按摩-基本知识 Ⅳ.①R174

中国版本图书馆CIP数据核字（2014）第269194号

100 MASSAGES ET ACTIVITES DE RELAXATION AVEC MON BEBE
Copyright 2010 by Editions Nathan, Pairs-France
著作权合同登记号　图字：10-2013-508号

书　　名	妈妈抱抱	
作　　者	〔法国〕吉尔斯·迪德里希斯	
	〔法国〕伊莎贝尔·甘贝特·德拉戈	
译　　者	韦　群　赵　玥	
责任编辑	王振华	
特约编辑	金佳玮	
出版发行	凤凰出版传媒股份有限公司	
	译林出版社	
出版社地址	南京市湖南路1号A楼，邮编：210009	
电子信箱	yilin@yilin.com	
出版社网址	http://www.yilin.com	
印　　刷	三河市冀华印务有限公司	
开　　本	787×1092毫米　　1/32	
印　　张	6.25	
字　　数	100千字	
版　　次	2016年3月第1版　2016年3月第1次印刷	
书　　号	ISBN 978-7-5447-5132-2	
定　　价	39.80元	

译林版图书若有印装错误可向承印厂调换